# よくわかる
# 食品学総論

谷口亜樹子 編著

朝倉書店

―――― 書籍の無断コピーは禁じられています ――――

　本書の無断複写（コピー）は著作権法上での例外を除き禁じられています。本書のコピーやスキャン画像、撮影画像などの複製物を第三者に譲渡したり、本書の一部をSNS等インターネットにアップロードする行為も同様に著作権法上での例外を除き禁じられています。

　著作権を侵害した場合、民事上の損害賠償責任等を負う場合があります。また、悪質な著作権侵害行為については、著作権法の規定により10年以下の懲役もしくは1,000万円以下の罰金、またはその両方が科されるなど、刑事責任を問われる場合があります。

　複写が必要な場合は、奥付に記載のJCOPY（出版者著作権管理機構）の許諾取得またはSARTRAS（授業目的公衆送信補償金等管理協会）への申請を行ってください。なお、この場合も著作権者の利益を不当に害するような利用方法は許諾されません。

　とくに大学等における教科書・学術書の無断コピーの利用により、書籍の流通が阻害され、書籍そのものの出版が継続できなくなる事例が増えています。

　著作権法の趣旨をご理解の上、本書を適正に利用いただきますようお願いいたします。

［2025年1月現在］

# は じ め に

　食品学総論は，食品を構成する成分の構造と性質ならびに貯蔵，加工中における反応について化学的に理解する教科です。食品は，一次機能（栄養機能），二次機能（感覚機能），三次機能（生体調節機能）があり，本書はこれをもとに，人間と食品，食品の成分である水分，たんぱく質，脂質，炭水化物，ビタミン，無機質，さらに，食品の嗜好成分，食品成分の反応，食品の物性，食品の機能と章を組み立てました。

　本書は管理栄養士，栄養士を目指す学生のために，管理栄養士国家試験出題基準（ガイドライン）「食べ物と健康」の食品学総論の分野をわかりやすく，理解しやすいように解説しました。また，栄養士課程にこだわらず，家政学部，農学部，工学部などの食品学を勉強する学生にも使えるように，食品学の幅を広めて編集しました。図表を多く取り入れ，視覚からも覚えやすいように工夫し，また，演習問題を各章節末に入れ，問題集としても使えるように工夫しました。

　本書の前身である『食べ物と健康 食品学総論』の初版は2017年に出版されました。皆様の好評を得て2022年に「第2版」，2024年に「第3版」を出版しました。「第3版」では「令和4年度管理栄養士国家試験出題基準（ガイドライン）」に準拠して内容を改訂しました。

　この教科書を使用する学生は次の目標をもって学んでほしいと思います。①食品の成分を知ること，②調理，貯蔵加工中の成分変化について理解し，食品の特性について考える応用力を身につけること，③食品の化学的，物理的特性および機能性について理解を深め，食品の利用法について考える能力をつけることです。多くの学生に本書を活用していただき，食品に対する興味および学ぶことの楽しさを知ってほしいと思います。食品学を通じて物の見方，考え方を学び，柔軟な思考を備えることができれば理想的です。

　2024年8月

谷口亜樹子

## 編 者

谷口亜樹子　東京農業大学教授

## 執 筆 者（執筆順）

| | | | 執筆分担 |
|---|---|---|---|
| 荒木 葉子 | 新渡戸文化短期大学准教授 | | 第1章1・2 |
| 築舘 香澄 | 川村学園女子大学准教授 | | 第1章3 |
| 中村 優 | 関東学院大学講師 | | 第2章1 |
| 本間 智寛 | 東海大学准教授 | | 第2章2 |
| 津久井 学 | 関東学院大学准教授 | | 第2章3 |
| 名取 貴光 | 山梨学院大学教授 | | 第2章4，第3章1，第4章2 |
| 太田 和徳 | 名古屋経済大学教授 | | 第2章5，第4章1 |
| 谷口亜樹子 | 前掲 | | 第2章6，演習問題 |
| 宮田 恵多 | 山梨学院大学准教授 | | 第2章7 |
| 三星 沙織 | 愛国学園短期大学准教授 | | 第3章2，第6章1・2 |
| 白尾 美佳 | 実践女子大学教授 | | 第3章3 |
| 岩田 建 | 鎌倉女子大学教授 | | 第5章 |
| 武藤 信吾 | 鎌倉女子大学講師 | | 第6章3 |

# 目　　次

## 第1章　人と食べ物 ･･････････････････････････････1

### 1-1　食品とは ････････････････････････････････1
  1　食品と食物　1
  2　食生活の時代的変化　2
  3　食品の機能　3
  4　食物連鎖と生物濃縮　4

### 1-2　食料と環境問題 ････････････････････････4
  1　食料自給率　4
  2　フードマイレージと地産地消　4
  3　食べ残し，食品廃棄の低減　6

### 1-3　日本食品標準成分表 ････････････････････8
  1　日本食品標準成分表の構成と沿革　8
  2　日本食品標準成分表2020年版の変更点　8
  3　収載食品　9
  4　食品成分表の見方　10

  【演習問題】 ･････････････････････････････････15

## 第2章　食品の成分 ･･････････････････････････17

### 2-1　水　分 ･･･････････････････････････････17
  1　水とは　17
  2　食品中の水　18
  3　水分活性　19
  4　中間水分食品　20
  5　冷凍と水　21
  6　おいしい水　22

  【演習問題】 ･････････････････････････････････22

### 2-2　たんぱく質 ･･････････････････････････23
  1　アミノ酸　24
  2　たんぱく質の構造　28
  3　たんぱく質の分類　32
  4　たんぱく質の性質　33
  5　たんぱく質の変性　35

iv 目　次

　　⑥　たんぱく質の栄養　35

　　【演習問題】………………………………………………………………39

　2-3　脂　質…………………………………………………………………41

　　①　脂肪酸　41

　　②　脂質の種類　43

　　③　油脂の物理的・化学的性質と試験法　47

　　④　脂質の酸化　51

　　⑤　脂質と栄養　53

　　【演習問題】………………………………………………………………54

　2-4　炭水化物………………………………………………………………55

　　①　単　糖　56

　　②　少糖（オリゴ糖）　60

　　③　多　糖　63

　　④　食物繊維　69

　　【演習問題】………………………………………………………………69

　2-5　ビタミン………………………………………………………………70

　　①　ビタミンの分類　70

　　②　脂溶性ビタミン　71

　　③　水溶性ビタミン　74

　　④　プロビタミン　80

　　【演習問題】………………………………………………………………81

　2-6　無機質（ミネラル）…………………………………………………82

　　①　無機質の種類　82

　　②　多量ミネラル　84

　　③　微量ミネラル　85

　　④　酸性食品とアルカリ性食品　86

　　⑤　有害な元素　87

　　【演習問題】………………………………………………………………87

　2-7　非栄養成分……………………………………………………………89

　　①　食物繊維　89

　　②　ポリフェノール　90

　　【演習問題】………………………………………………………………91


第3章　食品の嗜好成分……………………………………………………93

　3-1　色素成分………………………………………………………………93

　　①　植物性色素　93

　　②　動物性色素　96

目　次　*v*

　　【演習問題】……………………………………………………………97
　3-2　呈味成分………………………………………………………………98
　　1　味の感覚　98
　　2　味覚成分　99
　　【演習問題】……………………………………………………………104
　3-3　香気・匂いの成分……………………………………………………104
　　1　食品の香気・匂い　104
　　2　植物性食品の香り　105
　　3　動物性食品の匂い　108
　　4　食品の加熱香気　109
　　【演習問題】……………………………………………………………110


第4章　食品成分の反応……………………………………………………111
　4-1　化学的変化……………………………………………………………111
　　1　アミノ・カルボニル反応　111
　　2　ストレッカー分解　113
　　3　カラメル化（糖の熱分解反応）　113
　　4　亜硝酸塩の反応　114
　　5　ベンゾ(a)ピレン（ベンツピレン）　114
　　6　ヘテロサイクリックアミン　115
　　7　アクリルアミド　115
　4-2　酵素的変化……………………………………………………………116
　　1　酵素と酵素反応　116
　　2　食品の品質に関与する酵素　116
　　3　食品への酵素の利用　121
　　【演習問題】……………………………………………………………122


第5章　食品の物性…………………………………………………………124
　5-1　コロイドの科学………………………………………………………124
　　1　コロイドとは　124
　　2　コロイドの種類　125
　　3　エマルション　126
　5-2　レオロジーと力学物性………………………………………………128
　　1　粘度（粘性率）と流動特性　128
　　2　弾性率　129
　　3　弾性体，粘弾性体，塑性体　130
　　4　ゾルとゲル　133

*vi* 目　次

　　　⑤　離漿　134
　**5-3**　**食品のテクスチャー**  …………………………………………………………134
　　　①　食品のテクスチャーの定義とその評価　134
　　　②　食品のテクスチャーの機器測定　135
　　**【演習問題】**  ………………………………………………………………………138


**第6章　食品の機能**  ………………………………………………………………139
　**6-1**　**食品の一次機能**  ……………………………………………………………140
　**6-2**　**食品の二次機能**  ……………………………………………………………140
　　　①　色素成分　141
　　　②　呈味成分　141
　　　③　テクスチャー　143
　**6-3**　**食品の三次機能**  ……………………………………………………………144
　　　①　食品の三次機能　144
　　　②　特別用途食品　144
　　　③　保健機能食品　144
　　　④　食品の機能性成分　147
　　**【演習問題】**  ………………………………………………………………………150


**演習問題　解答と解説**  …………………………………………………………153


**索　　引**  ………………………………………………………………………………157

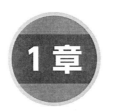

# 1章 人と食べ物

## 1-1　食品とは

### ① 食品と食物

　食品とは「ヒトがその個体を維持，増進するために必要な栄養成分の給源，調理加工によって無毒な食物となるもの」をいう。食品と食物という言葉は定義的に異なっている。ヒトは動物や植物などの可食部を食べて生活しているが，各種素材そのものを食品といい，食品を調理して食用に適したものを食物という（図1-1）。果物類や野菜類は調理しなくても直接摂取できるため，食品と食物を区別するのは難しく，食品という言葉で統一する。食品の原料は動物，植物，微生物などの生物体であり，また，例外として鉱物も含む。

　食品は水分と固形分からなり，固形分は有機物と無機質（ミネラル）である。有機

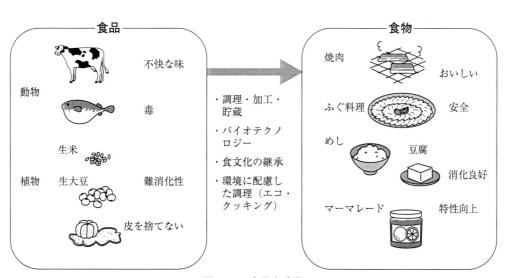

図1-1　食品と食物

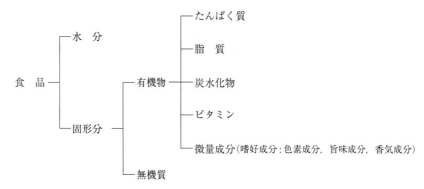

図1-2 食品成分

物は，たんぱく質，脂質，炭水化物，ビタミン，微量成分（嗜好成分：色素成分，旨味成分，香気成分）である（**図1-2**）。

## ② 食生活の時代的変化

栄養の質を評価する指標のひとつにPFCバランス[*1]がある。理想的なPFCバランスの割合は，たんぱく質15%，脂質25%，炭水化物60%程度といわれている。しかし，近年，これらの乱れに代表される不適切な食生活による生活習慣病の増加が問題となっている。農林水産省の調査によると1980（昭和55）年のPFCバランスは理想的なものであった（**図1-3**）。2004（平成16）年のパターンでは炭水化物の摂取量が減り，脂質の摂取量が増え，バランスが崩れていることがうかがえる。

食の歴史的変遷を紐解くと，ヒトは植物採集や狩猟から，農耕，牧畜，漁労へ発展し，やがては加工食品が普及することとなった。加工食品の登場により，安定した食料供給が行われるようになったが，それに伴い，飽食の時代が到来した。そこで，生活習慣病になる前に食品の三次機能成分を食生活に取り入れて予防をする必要がある。

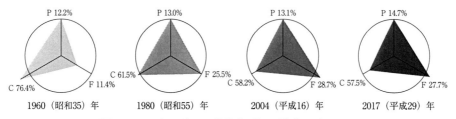

図1-3 エネルギーの栄養素別摂取構成比パターン

資料：農林水産省

---

[*1] **PFCバランス**：たんぱく質（Protein），脂質（Fat），炭水化物（Carbohydrate）の総摂取エネルギーに対する比率を割合で示したもの。（例）$P：たんぱく質(\%) = \frac{たんぱく質(g) \times 4(kcal/g)^*}{総摂取エネルギー量(kcal)} \times 100$

*1g当たりのエネルギーは，たんぱく質4kcal，脂質9kcal，炭水化物4kcalである。

**❸ 食品の機能**

食品の生体に対するはたらきを食品の機能といい，次の3つに分類される（表1-1）。

　一次機能（栄養機能）：栄養成分の生命維持機能

　　　　　　　　　　　　生命活動のエネルギー，身体構成成分，代謝調節

　二次機能（感覚機能）：嗜好成分の感覚刺激機能

　　　　　　　　　　　　色，味，香り，テクスチャー，感覚刺激による食欲増進

　三次機能（生体調節・生体防御機能）：機能性成分の生体調節・生体防御機能

　　　　　　　　　　　　　　　　　　　健康増進，体調リズム調節，老化制御

**表1-1　食品成分の機能による分類**

| 区分 | 食品成分の機能 | 食品成分 | 食　品 |
|---|---|---|---|
| 一次機能 | 栄養機能<br>1. エネルギー源<br>　糖質性エネルギー<br>　脂肪性エネルギー<br>2. 体の成分<br>　血液や筋肉の成分<br>　歯や骨の成分<br>3. 体の調子を整える |  <br><br>糖質<br>脂質<br><br>たんぱく質<br>カルシウム，リン<br>カロテノイド<br>アスコルビン酸<br>無機質 |  <br><br>穀類，いも・でんぷん類，砂糖，甘味料<br>油脂類，多脂性食品<br><br>肉，魚，卵，大豆<br>牛乳，乳製品，海藻，小魚<br>緑黄色野菜，茶<br>野菜，果物，茶<br>海藻，野菜 |
| 二次機能 | 感覚機能<br>　色<br>　味<br>　香り<br>　テクスチャー | <br>色素成分<br>呈味成分<br>香気成分<br>多糖類<br>たんぱく質<br>脂肪 | <br>野菜，果物，肉，魚介類<br>魚，肉，海藻，きのこ類<br>香辛料，果物，野菜，きのこ類<br>米飯，パン，団子，めん類<br>肉，卵豆腐，プリン，豆腐<br>バター，クリーム |
| 三次機能 | 生体調節機能<br>　抗酸化作用<br><br><br><br>　腸内細菌叢の改善<br>　便性改善<br>　コレステロール低下作用<br><br><br>　血圧上昇抑制<br><br><br>　血糖上昇抑制<br>　血小板凝集抑制<br>生体防御機能<br>　抗がん作用<br><br><br><br><br>　抗アレルギー作用<br>　アレルギー低減作用 | <br>トコフェロール<br>カロテノイド<br>ポリフェノール<br>アスコルビン酸<br>オリゴ糖<br>食物繊維<br>大豆たんぱく質<br>カテキン類<br>食物繊維<br>オリゴペプチド<br>カテキン類<br>フラボノイド<br>食物繊維<br>n-3系脂肪酸<br><br>硫黄化合物<br>アスコルビン酸<br>トコフェロール<br>カロテノイド<br>ポリフェノール<br>グロブリン除去<br>n-3系脂肪酸 | <br>植物油<br>緑黄色野菜，茶，海藻<br>野菜，果物，茶，大豆<br>野菜，果物，茶<br>オリゴ糖含有食品<br>海藻，野菜，きのこ類，穀類，豆類<br>大豆，大豆製品<br>茶<br>野菜，海藻，きのこ類，果物，豆類<br>肉類<br>茶<br>レモン<br>海藻，野菜，きのこ類，果物，豆類<br>魚油，しそ油，大豆油<br><br>にんにく，たまねぎ，アブラナ科野菜<br>野菜，果物<br>植物油<br>緑黄色野菜，茶，かんきつ類<br>茶，野菜，ハーブ，香辛料<br>低アレルゲン米<br>しそ油，魚油，大豆油 |

*4 第1章 人と食べ物*

### ④ 食物連鎖と生物濃縮

　食物連鎖とは，ある生態系で食べるものと食べられるものとの関係を介した連鎖的なつながりをいう。①生産者（植物，植物プランクトン）②消費者（動物）③分解者（微生物）の1サイクルを食物環という。食物連鎖における高次消費者の個体数は，一次消費者に比べて少ない。

　外界の物質が食物連鎖を経て，本来よりも高い濃度で生体内に蓄積することを生物濃縮という。生物濃縮では，食物連鎖の上位であるほど蓄積濃度が高まり，その生物の許容値を超えると健康障害を生じることがある。生物濃縮の結果，ヒトに健康障害が起こった例として，メチル水銀を原因とした水俣病[*2]がある。水俣病では，工場から海や川に流れ出たメチル水銀化合物が食物連鎖によって生物内で濃縮され，ヒトが高濃度のメチル水銀を含む魚などを摂取したことにより起こった中毒性中枢神経系疾患である。生物濃縮は食品の安全性という面において重要な視点である。

## 1-2 ┃ 食料と環境問題

### ① 食料自給率

　食料自給率とは，国内の食料消費が国産でどの程度賄えているかを示す指標で，その示し方（**表1-2**）には，重量で計算する「品目別自給率」と，食料全体についての共通の単位でそろえて計算する「総合食料自給率」の2種類がある。総合食料自給率は，熱量で換算するカロリーベースと金額で換算する生産額ベースがある。また，畜産物に使われた飼料のうち国内でどの程度賄われているかを示す指標を飼料自給率という。

### ② フードマイレージと地産地消

　フードマイレージ[*3]とは，食料の重量（t）×食料の輸送距離（km）で計算し，単位はt・km（トン・キロメートル）で表す。食料輸送の際に排出される$CO_2$が環境に与える負荷を表すための指標である。

　地産地消は地元生産，地元消費のことであり，自給自足率が高く地産地消が推進さ

---

**＊2　水俣病**：熊本県水俣湾（1956年），新潟県阿賀野川流域（1965年）で工場廃水から水銀汚染の食物連鎖で起きた公害病。

**＊3　フードマイレージ**：イギリスの消費者運動家ティム・ラングらが提唱した食料の輸送にかかわるエネルギーを比較できるようにした環境負荷の近似値である。

表1-2 食料自給率の計算方法

**品目別自給率**

$$品目別自給率 = \frac{国内生産量（トン）}{国内消費仕向量（トン）} \times 100$$

（例）$小麦の品目別自給率 = \frac{小麦の国内生産量（100.4万トン）}{小麦の国内消費仕向量（658.1万トン）} \times 100 = 15\%$

**総合食料自給率**

$$カロリーベース総合食料自給率 = \frac{1人1日当たり国産熱量（kcal）}{1人1日当たり供給熱量（kcal）} \times 100$$

（例）$カロリーベース総合食料自給率 = \frac{1人1日当たり国産熱量（954\,kcal）}{1人1日当たり供給熱量（2417\,kcal）} \times 100 = 39\%$

$$生産額ベース総合食料自給率 = \frac{食料の国内生産額（円）}{食料の国内消費仕向額（円）} \times 100$$

（例）$生産額ベース総合食料自給率 = \frac{食料の国内生産額（10.5兆円）}{食料の国内消費仕向額（16.0兆円）} \times 100 = 66\%$

**飼料自給率**

$$飼料自給率 = \frac{国内飼料生産量（TDNトン）}{飼料需要量（TDNトン）} \times 100 \quad ※TDN：可消化養分総量$$

（例）$飼料自給率 = \frac{国内飼料生産量（642万TDNトン）}{飼料需要量（2377万TDNトン）} \times 100 = 27\%$

れていれば数値は低くなり，環境保護につながる。地産地消が促進されると，輸送コストが減少するため環境負荷が減り，フードマイレージも減少することで環境保護になる。また，伝統的食文化の継承や地域活性化，食料自給率の向上にもつながる。逆に，輸入品が増えれば数値は高くなり，食品の入手に多くのエネルギーが費やされることから，環境に与える負荷が大きくなる。

日本の食料自給率は先進国のなかで最下位であり（図1-4），多くの食料の供給を輸入に頼っているため，フードマイレージは世界で最も高い（図1-5）。2001（平成13）年における日本のフードマイレージの数値は，9,002億t・kmで米国の3倍，韓国の2.8倍となっている。

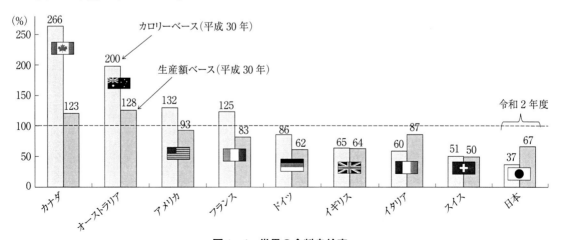

図1-4 世界の食料自給率

6　第1章　人と食べ物

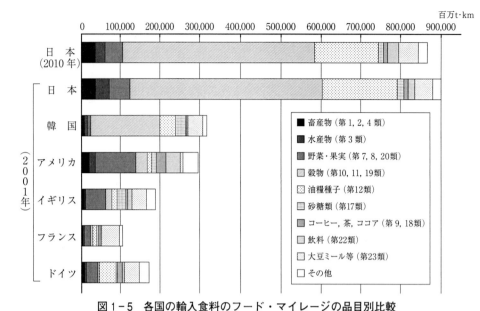

**図1-5　各国の輸入食料のフード・マイレージの品目別比較**
資料：中田哲也「食料の総輸入量・距離（フード・マイレージ）とその環境に及ぼす負荷に関する考察」『農林水産政策研究』第5号，2003，pp. 45-59，『フード・マイレージ　あなたの食が地球を変える』日本評論社，2007

　また，フードマイレージが低ければ，食品のトレーサビリティ（追跡可能性）が上がりやすくなる。トレーサビリティとは，食品の生産から消費までの移動を把握できることをいう。具体的には，食品事故などの問題があったときに食品の移動ルートを書類などで特定し，追跡して，原因究明を円滑に行えるようにするしくみのことであり，実務的には，生産，加工，流通等の各段階で商品の入荷と出荷に関する記録などを作成・保存し，食品の移動ルートを把握できるようにしておく。
　このように，食品の安全管理の側面からもフードマイレージの改善は今後の大きな課題である。

### ❸ 食べ残し，食品廃棄の低減

　家庭および外食産業の厨房から排出される残飯，厨芥類は農林水産省の1998（平成10）年度調査では1,460万tである。これらの廃棄量に対する計算は「食料需給表」（食料提供量）から「国民健康・栄養調査」（食料摂取量）を差し引いても計算でき，この試算によると約1,500万tとなる。すなわち供給粗食料の16〜22％がごみとして廃棄されることを意味するといわれている。
　食品ロス統計調査は，農林水産省が実施しており，世帯および外食産業における食品ロス，食品産業廃棄物の状況を調べ，食品の食べ残しや廃棄の減少の取り組みを行っている。食品ロス率の式は下記の通りである。

$$食品ロス率 = \frac{食品ロス量（食べ残し重量＋直接廃棄重量＋過剰除去重量）}{食品使用量} \times 100$$

　平成 26 年度の食品ロス統計調査結果では，世帯における食品のロス率は 3.7% である。世帯の食べ残し 1.0%（2014 年）に比べ，外食産業では食堂・レストランの食べ残しは 3.6%（2015 年）となっている。結婚披露宴，宴会の食べ残しは各々 12.2%，14.2%（2015 年），宿泊施設では 14.6%（2009 年）の食べ残しが発生している。平成 11 年度版環境白書の台所ごみの中身によると，調理くずが 52%，食べ残しが 36% となっている（図 1-6）。

　食品廃棄問題は，日本の輸入先の多くの国で 3 秒に 1 人の子どもたちが，飢餓が原因で死亡しているという倫理上の問題としても考える必要がある。こうした背景を踏まえて，2000（平成 12）年 6 月に食品リサイクル法（食品循環資源の再生利用等の促進に関する法律）が制定された。同年に制定された基本法である循環型社会形成推進基本法[*4] では，廃棄物処理やリサイクルの優先順位を以下のように設定している。

(1) リデュース（Reduce）ごみの発生抑制　(2) リユース（Reuse）再使用　(3) リサイクル（Recycle）再資源化

　また，環境に配慮した製品を選び，社会を変えていこうとする消費者のことをグリーンコンシューマー[*5] という。この行動は企業の社会的責任を強めるなど社会の再構築につながると考える。

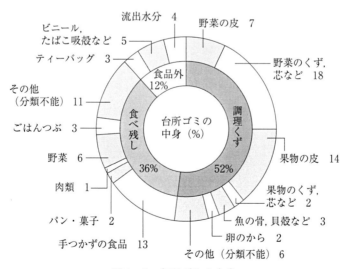

**図 1-6　台所ごみの中身**
資料：環境庁「平成 11 年度版環境白書」

---

[*4] **循環型社会形成推進基本法**：リサイクルを徹底し，資源，環境に負担をかけない循環型社会を目指して，2000 年 5 月に制定された基本法。
[*5] **グリーンコンシューマー**：緑の消費者という意味で，環境を大切にする消費者を示す。

8　第1章　人と食べ物

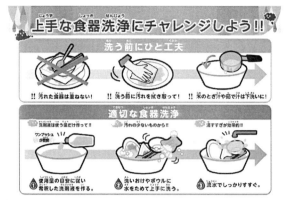

©新渡戸文化短期大学　監修：新渡戸文化短期大学　荒木葉子
図1-7　正しい食器洗浄に関するポスター

　食品廃棄の低減の問題のみならず，バーチャルウォーター[*6]の観点からも日本の食料輸入依存の問題点は重大である。家庭への省エネルギー策の普及を目的とした節水行動を推進するため，食器洗浄についてのポスターがある（図1-7）。洗剤の適量使用，適切な取扱い，衛生面を担保した洗浄方法を教育することで，行動の顕著な改善につながると考えられている。

## 1-3　日本食品標準成分表

### 1　日本食品標準成分表の構成と沿革

　日本食品標準成分表は，食品成分の基礎データ集として，文部科学省が策定している。1950（昭和25）年以来，食環境や栄養学の知見の変化等に合わせ改訂されている。成分値は，可食部100g当たりの数値で示している。たんぱく質，脂質，炭水化物の組成について「アミノ酸成分表編」，「脂肪酸成分表編」，「炭水化物成分表編」の3冊を同時に作成している。

### 2　日本食品標準成分表2020年版の変更点

#### （1）収載食品数
　「日本食品標準成分表2020年版（八訂）」では七訂以来，収載食品数が増え，2,478食品が収載された。主な新規食品は表1-3の通りである。

---

*6　バーチャルウォーター：食料を輸入している国（消費国）において，もしその輸入食料を生産するとしたら，どの程度の水が必要かを推定したもの。

1-3 日本食品標準成分表 *9*

表1-3 食品標準成分表の新規食品

| 新規食品 | 例 |
|---|---|
| ① 新たに食卓に上るようになった食品 | キヌア, チアシード |
| ② 地域伝統食品 | 油ふ, かやきせんべい, すいぜんじな, いぶりがっこ, ずんだあん, しょっつる, いしる |
| ③ 調理済み流通食品類 | 和風料理, 洋風料理, 中国料理, 韓国料理 |

### （2）調理済み食品の情報の充実

需要が増大している, 冷凍, チルド, レトルトの状態で流通している食品について, 新たに「調理済み流通食品類」の食品群を設け, 大手事業者の原材料配合割合から算出した成分値を収載するとともに, 素材の重量や成分の変化についての情報を収載した。

### （3）エネルギーの算出方法と収載項目の変更

可食部100 g当たりの組成成分値に, 各成分のエネルギー換算係数を乗じて算出する方法に見直された。炭水化物は細分化され, 新たに「食物繊維総量」,「糖アルコール」が配置された。また,「有機酸」も配置された。


## ③ 収載食品

### （1）食品群の分類および配列

食品群の分類および配列は, 植物性食品, きのこ類, 藻類, 動物性食品, 加工食品の順に並べられている（18群）。

1.穀類（205）, 2.いも及びでん粉類（70）, 3.砂糖及び甘味類（30）, 4.豆類（108）, 5.種実類（46）, 6.野菜類（401）, 7.果実類（183）, 8.きのこ類（55）, 9.藻類（57）, 10.魚介類（453）, 11.肉類（310）, 12.卵類（23）, 13.乳類（59）, 14.油脂類（34）, 15.菓子類（185）, 16.し好飲料類（61）, 17.調味料及び香辛料類（148）, 18.調理済み流通食品類（50）（カッコの中は食品数：合計2,478）

### （2）収載食品の概要

食品の選定, 調理に当たっては, 次のことを考慮している。

**原材料的食品**：生物の品種, 生産条件などの各種の要因により, 成分値に変動があるため, これらの変動要因に留意し選定した。「生」「乾」など未調理食品を収載食品の基本とし, 摂取の際に調理が必要な食品の一部について,「ゆで」「焼き」などの基本的な調理食品を収載している。また, 刺身, 天ぷらなどの和食の伝統的な料理も収載している。

**加工食品**：原材料の配合割合, 加工方法により成分値に幅があるので, 生産, 消費の動向を考慮し, 可能な限り代表的な食品を選定している。また, 和え物, 煮物等の

10　第1章　人と食べ物

和食の伝統的な調理をした食品について，原材料の配合割合等の参考情報とともに，料理としての成分値を収載した。漬物については近年の食生活の変化に合わせ，一部の主要な食品について，加工済の状態で流通するものを新たに調査し，成分値を変更した。

### ❹ 食品成分表の見方（表1−4）

#### （1）食品番号

5桁のうち，左2桁は食品群を示し，残りの3桁は小分類，細分を示す。なお，食品番号は，五訂成分表（2000年）編集時に収載順に付番したものを基礎としており，その後新たに追加された食品に対しては，食品群ごとに，下3桁の連番を付している。

#### （2）食品名

原材料的な食品は学術名または慣用名を採用し，加工食品は一般に用いられている名称や食品規格基準などにおいて公的に定められている名称を勘案して採用している。

#### （3）廃棄率

通常の食習慣において，廃棄される部分を食品全体あるいは購入形態に対する重量の割合（％）で示し，廃棄部位を備考欄に記載している。10未満は整数，10以上は5の倍数で表示している。

#### （4）エネルギー

可食部100g当たりのアミノ酸組成によるたんぱく質，脂肪酸のトリアシルグリセロール当量，利用可能炭水化物（単糖当量），糖アルコール，食物繊維総量，有機酸およびアルコールの量（g）に各成分のエネルギー換算係数（表1-5）を乗じて算出される。単位はキロジュール（kJ）とキロカロリー（kcal）を併記している。

#### （5）水　分

食品の性状を表す基本的な成分の一つであり，食品の構造の維持に寄与している。

表1-4　食品標準成分表の見方

| (1) | (2) | (3) | (4) | | (5) | (6) | (7) | (8) | (9) | (10) | (12) | (11) | | (13) | | (14) | (15) | (16) | | | | | | | |
|---|---|---|---|---|---|---|---|---|---|---|---|---|---|---|---|---|---|---|---|---|---|---|---|---|---|
| | | | | | | たんぱく質 | | 脂質 | | | 炭水化物 | | | | | | | 無機質 | | | | | | | |
| | | | | | | | | | | | 利用可能炭水化物 | | | | | | | | | | | | | | |
| 食品番号 | 索引番号 | 食品名 | 廃棄率 | エネルギー | 水分 | アミノ酸組成によるたんぱく質 | たんぱく質 | 脂肪酸のトリアシルグリセロール当量 | コレステロール | 脂質 | 利用可能炭水化物（単糖当量） | 利用可能炭水化物（質量計） | 差引き法による利用可能炭水化物 | 食物繊維総量 | 糖アルコール | 炭水化物 | 有機酸 | 灰分 | ナトリウム | カリウム | カルシウム | マグネシウム | リン | 鉄 | 亜鉛 | 銅 | マンガン |
| | | 単位 | % | kJ | kcal | (――――――g――――――) | | mg | | (――――――g――――――) | | | | | (――――――mg――――――) | | | | | | |
| 01001 | 1 アマランサス 玄穀 | 0 | 1452 | 343 | 13.5 | (11.3) | 12.7 | 5.0 | (0) | 6.0 | 63.5 * | 57.8 | 59.9 | 7.4 | - | 64.9 | - | 2.9 | 1 | 600 | 160 | 270 | 540 | 9.4 | 5.8 | 0.92 | 6.14 |
| 01002 | 2 あわ 精白粒 | 0 | 1466 | 346 | 13.3 | 10.2 | 11.2 | 4.1 | (0) | 4.4 | 69.6 * | 63.3 | 67.6 | 3.3 | 0 | 69.7 | - | 1.4 | 1 | 300 | 14 | 110 | 280 | 4.8 | 2.5 | 0.49 | 0.88 |
| 01003 | 3 あわ あわもち | 0 | 890 | 210 | 48.0 | (4.5) | 5.1 | (1.2) | 0 | 1.3 | (44.5) | (40.5) | 44.6 * | 1.5 | - | 45.3 | - | 0.3 | 0 | 62 | 5 | 12 | 39 | 0.7 | 1.1 | 0.20 | 0.46 |

表1-5 エネルギー換算係数

| 成分名 | 換算係数 (kJ/g) | 換算係数 (kcal/g) | 成分名 | 換算係数 (kJ/g) | 換算係数 (kcal/g) |
|---|---|---|---|---|---|
| アミノ酸組成によるたんぱく質／たんぱく質 | 17 | 4 | 糖アルコール ソルビトール | 10.8 | 2.6 |
| 脂肪酸のトリアシルグリセロール当量／脂質 | 37 | 9 | マンニトール | 6.7 | 1.6 |
|  |  |  | マルチトール | 8.8 | 2.1 |
| 利用可能炭水化物（単糖当量） | 16 | 3.75 | 還元水あめ | 12.6 | 3.0 |
|  |  |  | その他の糖アルコール | 10 | 2.4 |
| 差引き法による利用可能炭水化物 | 17 | 4 | 有機酸 酢酸 | 14.6 | 3.5 |
|  |  |  | 乳酸 | 15.1 | 3.6 |
| 食物繊維総量 | 8 | 2 | クエン酸 | 10.3 | 2.5 |
|  |  |  | リンゴ酸 | 10.0 | 2.4 |
| アルコール | 29 | 7 | その他の有機酸 | 13 | 3 |

たんぱく質，脂質，炭水化物および灰分とともに一般成分とよばれるものである。

### （6）アミノ酸組成によるたんぱく質

各アミノ酸量から，アミノ酸残基の総量として求めた数値である。

### （7）たんぱく質

定量した窒素量に，「窒素－たんぱく質換算係数」を乗じて算出した数値である。なお，カフェイン，テオブロミン由来の窒素は差し引いてから算出，また野菜類は硝酸態窒素を差し引いてから算出した値である。

### （8）脂肪酸のトリアシルグリセロール当量

各脂肪酸からトリアシルグリセロールに換算した量として算出した数値である。

### （9）コレステロール

食品中や体内では遊離型，脂肪酸が結合したエステル型で存在する脂質の一種である。体内でも合成され，細胞膜の構成成分や胆汁酸や各種ホルモンの原料になる。

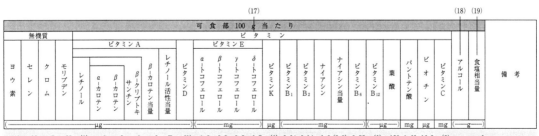

### (10) 脂 質

トリアシルグリセロールのほかに，リン脂質，ステロイド，ロウ，脂溶性ビタミンなども含んでいる。成分値は脂質の総重量で示している。ほとんどの食品で，脂質の大部分を中性脂肪が占める。中性脂肪のうち，自然界に最も多く存在するのはトリアシルグリセロールである。

### (11) 炭水化物

水分，たんぱく質，脂質および灰分の合計量（g）を可食部 100 g から引いた値である。差し引き法による炭水化物については，食品の栄養バランスをつかむうえで有効であるが，でんぷん，ブドウ糖，果糖，糖アルコール，食物繊維，酢酸以外の有機酸等の差し引き法による炭水化物の構成成分は，ヒトにおける消化の様相やエネルギーとしての利用性等に違いがあることが指摘されている。そこで炭水化物に由来するエネルギーを，その組成成分をもとに算出する方法に変更することとした。具体的には，成分項目群「炭水化物」に属する成分の消化性に応じて，単糖類，二糖類およびでんぷんからなる「利用可能炭水化物（単糖当量）」，ソルビトール，マルチトールなどの「糖アルコール」およびヒト小腸の内在性酵素では消化されない三糖類以上のオリゴ糖類と多糖類と定義される「食物繊維」のそれぞれに異なる換算係数を乗じて，食品中の炭水化物エネルギーを算出することとした。

### (12) 利用可能炭水化物（単糖当量）

でんぷん，ブドウ糖，果糖，ガラクトース，ショ糖，麦芽糖，乳糖，トレハロースなどを利用可能炭水化物として直接分析または推計し，これらを単糖に換算して合計した値である。

### (13) 食物繊維総量

食物繊維の定義は，ヒトの消化酵素で消化されない食品中の難消化性成分の総体とされている。成分値は，水溶性食物繊維と不溶性食物繊維および両者の合計を総量として示している。なお，動物性食品は，食物繊維の供給源としての寄与率が低いと判断し，収載せずに「0」としている。

### (14) 有機酸

これまでエネルギー産生成分としていた酢酸に加えて，その他の既知の有機酸についてもエネルギー産生成分とした。

### (15) 灰 分

一定条件下で灰化（燃焼）して得られる残分で，食品中の無機質の総量を反映していると考えられている。

### (16) 無機質

ナトリウム，カリウム，カルシウム，マグネシウム，リン，鉄，亜鉛，銅，マンガン，ヨウ素，セレン，クロム，モリブデンの測定値を収載した。収載した無機質は，

すべて必須性が認められたものである。

### (17) ビタミン

脂溶性ビタミンのビタミンA・D・E・Kと，水溶性ビタミンのビタミン$B_1$・$B_2$，ナイアシン，ビタミン$B_6$・$B_{12}$，葉酸，パントテン酸，ビオチンおよびビタミンCを収載した。ビタミンAのうち，β-カロテン当量とレチノール活性当量は計算値である。

### (18) アルコール

し好飲料および調味料に含まれるエチルアルコールの量である。

### (19) 食塩相当量

無機質のナトリウム量に，2.54を乗じて算出した値である。ナトリウム量には食塩に由来するもののほか，グルタミン酸ナトリウム，アスコルビン酸ナトリウム，炭酸水素ナトリウムなどに由来するナトリウムも含まれる。

### (20) 成分値の表示

成分値の表示に用いられている記号については，**表1-6**の通りである。

### (21) 一般成分の測定法

一般成分の測定法は**表1-7**の通りである。

### 表1-6 成分値の表示

| 記号 | 内容 |
|---|---|
| － | 未測定 |
| 0 | 最小記載量の1/10（ヨウ素，セレン，クロム，モリブデンは3/10：ビオチンは4/10）未満または検出されなかったもの<br>食塩相当量では，算出値が最小記載量（0.1 g）の5/10未満であることを示す |
| Tr | 微量（Trace，トレース）を意味する。最小記載量の1/10以上で5/10未満であることを示す |
| （数字） | （　）つきの成分値は，類似食品の収載値から推計や計算により求めた値である。穀類，果実類，きのこ類の一部にある |
| (0) | 推定値0：未測定ではあるが，文献等により含まれていないと推定されたもの |
| (Tr) | 推定値Tr（微量）：未測定ではあるが，文献等により微量に含まれていると推定されたもの |

14　第1章　人と食べ物

**表1-7　一般成分の測定法**

| 成　分 | | 測定法 |
|---|---|---|
| 水　分 | | 常圧加熱乾燥法，減圧加熱乾燥法，カールフィッシャー法または蒸留法。ただし，アルコールまたは酢酸を含む食品は，乾燥減量からアルコール分または酢酸の質量をそれぞれ差し引いて算出 |
| たんぱく質 | アミノ酸組成によるたんぱく質 | アミノ酸成分表2020年版の各アミノ酸量に基づき，アミノ酸の脱水縮合物の量（アミノ酸残基の総量）として算出[*1]。 |
| | たんぱく質 | 改良ケルダール法，サリチル酸添加改良ケルダール法または燃焼法（改良デュマ法）によって定量した窒素量からカフェイン，テオブロミン及び／あるいは硝酸態窒素に由来する窒素量を差し引いた基準窒素量に，「窒素－たんぱく質換算係数」を乗じて算出。<br>食品とその食品において考慮した窒素含有成分は次のとおり：コーヒー，カフェイン；ココア及びチョコレート類，カフェイン及びテオブロミン；野菜類，硝酸態窒素；茶類，カフェイン及び硝酸態窒素。 |
| 脂質 | 脂肪酸のトリアシルグリセロール当量 | 脂肪酸成分表2020年版の各脂肪酸量をトリアシルグリセロールに換算した量の総和として算出[*2]。 |
| | コレステロール | けん化後，不けん化物を抽出分離後，水素炎イオン化検出－ガスクロマトグラフ法。 |
| | 脂質 | 溶媒抽出－重量法：ジエチルエーテルによるソックスレー抽出法，酸分解法，液－液抽出法，クロロホルム－メタノール混液抽出法，レーゼ・ゴットリーブ法，酸・アンモニア分解法，ヘキサン－イソプロパノール法またはフォルチ法。 |
| 炭水化物 | 利用可能炭水化物（単糖当量） | 炭水化物成分表2020年版の各利用可能炭水化物量（でん粉，単糖類，二糖類，80％エタノールに可溶性のマルトデキストリン及びマルトトリオース等のオリゴ糖類）を単糖に換算した量の総和として算出[*3]。<br>ただし，魚介類，肉類及び卵類の原材料的食品のうち，炭水化物としてアンスロン－硫酸法による全糖の値が収載されているものは，その値を推定値とする。 |
| | 利用可能炭水化物（質量計） | 炭水化物成分表2020年版の各利用可能炭水化物量（でん粉，単糖類，二糖類，80％エタノールに可溶性のマルトデキストリン及びマルトトリオース等のオリゴ糖類）の総和として算出。<br>ただし，魚介類，肉類及び卵類の原材料的食品のうち，炭水化物としてアンスロン－硫酸法による全糖の値が収載されているものは，その値に0.9を乗じた値を推定値とする。 |
| | 差引き法による利用可能炭水化物 | 100gから，水分，アミノ酸組成によるたんぱく質（この収載値がない場合には，たんぱく質），脂肪酸のトリアシルグリセロール当量として表した脂質（この収載値がない場合には，脂質），食物繊維総量，有機酸，灰分，アルコール，硝酸イオン，ポリフェノール（タンニンを含む），カフェイン，テオブロミン，加熱により発生する二酸化炭素等の合計（g）を差し引いて算出。 |
| | 食物繊維総量 | 酵素－重量法（プロスキー変法またはプロスキー法），または，酵素－重量法・液体クロマトグラフ法（AOAC.2011.25法） |
| | 糖アルコール | 高速液体クロマトグラフ法。 |
| | 炭水化物 | 差引き法。100gから，水分，たんぱく質，脂質及び灰分の合計（g）を差し引く。硝酸イオン，アルコール，酢酸，ポリフェノール（タンニンを含む），カフェインまたはテオブロミンを多く含む食品や，加熱により二酸化炭素等が多量に発生する食品ではこれらも差し引いて算出。<br>ただし，魚介類，肉類及び卵類のうち原材料的食品はアンスロン－硫酸法による全糖。 |
| 有機酸 | | 5％過塩素酸水で抽出，高速液体クロマトグラフ法，酵素法。 |

表1-7　一般成分の測定法（続き）

| 灰　分 | 直接灰化法（550℃） |
|---|---|

*1 ｜可食部100 g 当たりの各アミノ酸の量×（そのアミノ酸の分子量−18.02）/そのアミノ酸の分子量｜の総量。
*2 ｜可食部100 g 当たりの各脂肪酸の量×（その脂肪酸の分子量＋12.6826）/その脂肪酸の分子量｜の総量。ただし，未同定脂肪酸は計算に含まない。12.6826 は，脂肪酸をトリアシルグリセロールに換算する際の脂肪酸当たりの式量の増加量［グリセロールの分子量×1/3−（エステル結合時に失われる）水の分子量］。
*3 単糖当量は，でん粉及び80％ エタノール可溶性のマルトデキストリンには1.10 を，マルトトリオース等のオリゴ糖類には1.07 を，二糖類には1.05 をそれぞれの成分値に乗じて換算し，それらと単糖類の量を合計したもの。

**参考文献**

松葉口玲子・岩瀬正幸・三神彩子監修『省エネ行動スタート Book』開隆堂出版，2016

**演習問題**

1．食料と環境問題に関する記述である。正しいのはどれか。1つ選べ。
　(1)　フード・マイレージの増減と二酸化炭素排出量の増減は，負の相関を示す。
　(2)　地産地消の輸送コストは，輸入食品の輸送コストに比べて一般的に増大する。
　(3)　その土地の伝統的な食材や食文化をなくす活動を「スローフード運動」という。
　(4)　食品ロス率とは，食品使用量のうち直接廃棄，過剰除去，食べ残しとなる量の割合を示す値である。
　(5)　生物濃縮による生体内の物質濃度は，食物連鎖の初期で高値となる。

2．フード・マイレージに関する記述である。正しいのはどれか。1つ選べ。
　(1)　食料の輸送量に輸送距離を乗じて算出する。
　(2)　わが国の値は，先進国のなかでも特に低い。
　(3)　値の低下は，地球温暖化が促進する。
　(4)　食品トレーサビリティシステムの導入は，値の低減につながる。
　(5)　地産地消の推進は，値の増加につながる。

3．食料と環境に関する記述である。正しいのはどれか。1つ選べ。
　(1)　フード・マイレージの値が大きいほど，地球環境への負担は小さくなる。
　(2)　グリーンコンシューマーとは，環境に配慮した製品を選んで購入する消費者のことである。
　(3)　世帯における食品ロス率は，10％ を超えている。
　(4)　食品ロス統計調査（農林水産省）によると，外食産業での業種別の食べ残し量の割合は，宴会よりも食堂・レストランのほうが大きい。
　(5)　台所ごみの中身は，調理くずより食べ残しのほうが多い。

16   第1章   人と食べ物

4．日本食品標準成分表2020年版（八訂）に関する記述である。正しいのはどれか。1つ
選べ。

(1)   収載食品は2015年版に比べ，287食品増加し2,478食品数となった。

(2)   エネルギーのkcalからkJへの換算には1kcal＝1.484kJを用いる。

(3)   ビタミンDは，効力を国際単位（IU）で表示されている。

(4)   無機質の成分項目として，マンガンは収載されていない。

(5)   アルコールのエネルギー換算係数として，3.5kcal/gを適用している。


5．日本食品標準成分表2020年版（八訂）に関する記述である。**誤っている**のはどれか。1
つ選べ。

(1)   「Tr」とは含まれているが，最小記載量に達していないことを示す。

(2)   新規食品（チアシード，いぶりがっこ，しょっつるなど）が追加され，収載食品数
が増えた。

(3)   炭水化物の項目には利用可能炭水化物，食物繊維総量が収載されている食品がある。

(4)   食品成分表の食品番号は6桁のうち，右2桁は食品群を示す。

(5)   たんぱく質量は，定量した窒素量に「窒素-たんぱく質換算係数」を乗じて算出す
る。

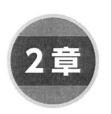

# 食品の成分

## 2-1 水分

　水は，動植物が生命を維持するために，最も重要な物質である。人体は水を貯蔵することができず，発汗，尿などによって1日当たり2.3〜2.5 Lの水分が排出されている。そのため，飲料水や食べ物から水分を補給する必要がある。また，多くの食品の特性は水分に影響されることから，水の物理化学的特性を把握することは食品の性質を理解するうえで重要である。

### ❶ 水とは

　水分子（$H_2O$）は水素原子2個と酸素原子1個がH-O-Hの形で共有結合しているが，酸素は水素より電子を引きつける力，つまり電気陰性度が強いので，電子対は酸素にかたより，V字状に折れ曲がった構造をもつ（図2-1-1）。酸素は負，水素は正に帯電しているため，水分子の酸素原子と他の水分子の水素原子が引き合い，水分子間で水素結合を形成する。食品中の糖やたんぱく質の水酸基（-OH），カルボニル基（>C=O），アミノ酸（-NH$_2$）は電気陰性度の強い原子[*1]が含まれているので，水分子との間に水素結合が形成されやすい。

　水分子は最大4個の水素結合をつくることができ（図2-1-2），水分子が集まった会合体（クラスター）として存在しているために，水（分子量18）は同程度の分子量の化合物に比べ，沸点や融点が高い。

　物質の周りに水分子が引き付けられる現象を水和とよぶ。電解質は水に溶けて，＋と－のイオンに分かれる。イオンの周りを，極性をもつ水分子がイオンと反対符号の電荷を内側に向けて取り囲み，イオンの周りに水分子の膜ができたような形をとり，

---

*1　電気陰性度の強い原子：O, N, S, Cl

18　第 2 章　食品の成分

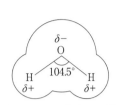
図 2-1-1　水分子の構造

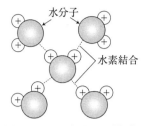
図 2-1-2　水分子の模型と水の水素結合

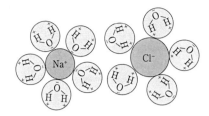
図 2-1-3　イオンの水和
資料：池田清和・柴田克己編『食べ物と健康1』化学同人，2012，p.121

イオンとイオンが再結合するのを妨げるため，電解質は水に溶けやすい性質を示す（図 2-1-3）。

食品の水分の測定方法には加熱乾燥法（常圧，減圧），蒸留法，カールフィッシャー法，電気的測定法などがある。一般に常圧加熱乾燥法が用いられ，常圧下の一定温度で試料を加熱乾燥し，減少した重量を水分量とする。

## ❷ 食品中の水

食品には多量の水が含まれている（表 2-1-1）。

食品中の水は，食品の成分と結合していない「自由水」と，食品中の成分と結合している「結合水」に分けられ，それぞれ特徴がある（表 2-1-2）。

自由水は容易に凍結や蒸発をし，また微生物の増殖や酵素反応に利用される。食品外の温度や湿度に応じて，液体または気体として食品の外に移動できるので，乾燥などの方法で比較的簡単に除くことが可能である。食品を乾燥することにより，微生物が利用できる自由水を除去し，微生物の増殖を抑制できる。

一方，結合水は水素結合や分子間力によって食品中の成分と結合した状態にある。食塩水の場合，正（＋）の電荷をもつナトリウムイオンに，負（－）の電荷をもつ水分子の酸素原子が引き寄せられ，水和して結合水となる。このような結合水は，凍結や蒸発が起こりにくく，微生物の増殖や酵素反応には利用されない。

また，結合水は，食品成分との水和の度合いや束縛の程度によりさらに分けられ，たんぱく質や糖質など食品成分の官能基と水素結合し（図 2-1-4），成分分子表面に直接，層状に固定され運動できない水（単分子層吸着水）と，単分子層の外側を取り囲み束縛の程度は低いが自由に動けない準結合水（多分子層吸着水）に分類される（図 2-1-5）。

表2-1-1 食品の水分含有量

| 食品名 | 水分（%） | 食品名 | 水分（%） |
|---|---|---|---|
| 野菜 | 90以上 | チーズ | 46〜40 |
| 果実 | 89〜87 | ハム・ソーセージ | 68〜55 |
| 魚介類 | 85〜70 | 塩さけ | 63〜60 |
| 食肉類 | 70以上 | かまぼこ | 73〜70 |
| 卵 | 75以上 | 乾燥穀類・穀粉 | 15〜13 |

表2-1-2 自由水と結合水

|  | 自由水 | 結合水 |
|---|---|---|
| 0℃で凍結 | する | しない |
| 蒸発 | しやすい | しにくい |
| 微生物利用 | されやすい | されない |
| 酵素反応利用 | されやすい | されない |
| 溶媒作用 | ある | ない |

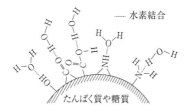

図2-1-4 食品成分の活性基と水分子との相互作用（結合水）

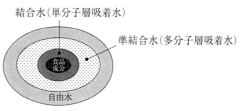

図2-1-5 食品中の水のイメージ

## ③ 水分活性

食品中の自由水の割合は水分活性（water activity：Aw）で示され、食品の保存性の指標として用いられる。水分活性は、食品を入れた密閉容器内の蒸気圧をP、そのときの同温度において純水を入れた密閉容器内の蒸気圧を$P_0$として、$Aw = P/P_0$で表される。Awが低いほど結合水の割合が大きく、微生物は増殖しにくく、食品の保存性はよくなることを意味している（表2-1-3）。

表2-1-3 食品の水分活性

| Aw | 食品 |
|---|---|
| 1.00〜0.95 | 新鮮肉、果実、野菜、ソーセージ、マーガリン、バター、低塩ベーコン、缶詰果実、缶詰野菜 |
| 0.95〜0.90 | パン類、生ハム、高塩ベーコン、プロセスチーズ、オレンジジュース |
| 0.90〜0.80 | ジャム、砂糖漬け果実、加糖練乳、サラミソーセージ、熟成チェダーチーズ |
| 0.80〜0.70 | はちみつ、生干し果実、高塩濃度塩蔵魚 |
| 0.70〜0.60 | 乾燥果実、パルメザンチーズ、コーンシロップ |
| 0.60〜0.50 | チョコレート、菓子類 |
| 0.4 | ココア、乾燥卵 |
| 0.3 | クラッカー、ポテトチップス、乾燥ポテトフレーク、ケーキミックス |
| 0.2 | 乾燥野菜、粉乳、くるみ種実 |

資料：図2-1-3と同じ，p.123

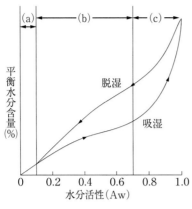
(a)給水，(b)順給水，(c)自由水
図2-1-6 食品の等温吸湿脱湿曲線
資料：図2-1-3と同じ，p.124

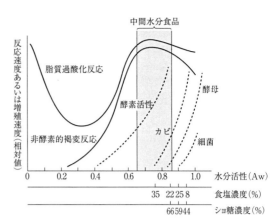
図2-1-7 水分活性各種速度

　食品は置かれた環境中の湿度によって水分量が変化する。湿度が高い環境では吸湿が起こり，乾燥条件下においては脱湿が起こる。一定温度での食品の水分含量と水分活性の関係を図に示すと，等温吸湿脱湿曲線で表される（図2-1-6）。水分量の多い食品を長時間放置すると，干からびて食用に適さない状態となる。これは食品の乾燥過程では，まず最も自由度が大きく，主として大きな細孔に入っている自由水（水分含量，水分活性がともに大きい領域）が脱水され，次いで，準結合水が脱水されるためである。結合水は食品成分や組織との相互作用が極めて強いために，脱水しにくい。
　反対に，乾燥した食品が吸湿していく場合，まず単分子層の吸着水の形（結合水）で食品成分と結合し，次いで多層の形で準結合水となる。このように吸湿の過程は脱水とは異なる経路をたどる。この現象を履歴現象（ヒステレシス）といい，水分活性が同じでも脱湿と吸湿では水分含量が異なるということを意味している。
　また，Awは食品の酸化，褐変，酵素活性などの多くの化学的・物理的変化とも関係している（図2-1-7）。微生物の増殖，生育に必要なAwは，少なくとも細菌0.90，酵母0.85，カビ0.80とされており，微生物のサイズが大きいほど，増殖を抑制するために必要なAwは低い傾向にある。酵素反応はAw 0.65で抑制され，非酵素的褐変反応（アミノ・カルボニル反応など）はAw 0.3付近で，その反応のほとんどが抑制される。過酸化脂質の生成はAw 0.3付近で最も抑制されるが，さらにAwが低下すると再び反応速度は増加する。これは，結合水も少なくなると，脂質が空気中の酸素に直接触れて，酸化が進行するためである。

## ❹ 中間水分食品

　中間水分食品は，水分活性の大きさを基準にして食品を分類した場合の呼称であり，

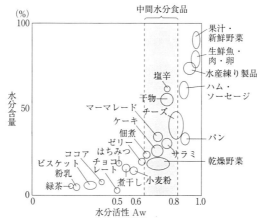

**図 2−1−8　食品の水分活性と中間水分食品**
資料：荒井綜一編『食品学総論』樹村房, 1993, p.33

水分量が多い食品（生鮮食品など）と，少ない乾燥食品との中間の水分活性（Aw 0.65〜0.85）を示す（**図 2−1−8**）。漬け物やジャムなどは水分量は多いが Aw が低く，食塩や砂糖などを添加することにより Aw を低下させて保存性を高めている。ある程度の水分を含み，食感や味覚などの食品のおいしさを保持しながら，腐敗などを起こす微生物の繁殖を抑制し，保存性を高めているのが中間水分食品の特徴である。しかしながら，中間水分食品の Aw 範囲においては，アミノ・カルボニル反応などの非酵素的褐変反応や脂質の酸化速度が速くなる。また，消費者の嗜好やニーズに合わせて低塩化および低糖化すると保存性が低下するため，低濃度でも Aw を低下させ，人体に悪影響のない新しい甘味・塩味物質の開発に関する研究が行われている。

### 5　冷凍と水

　水は凍結すると氷の結晶を形成し，体積が増大して密度が小さくなる性質がある。食品の水が凍結してできた氷結晶は食品中で体積を増大させ，食品の組織細胞を破壊する。この凍結した食品を解凍すると，破壊された細胞膜を通って細胞内容物が流出（ドリップ）し，味や食感が損なわれ，栄養分も損出する。−1℃〜−5℃の温度帯で最も大きな氷結晶が形成され，この温度範囲を最大氷結晶生成帯という（**図 2−1−9**）。

　食品の冷凍および解凍いずれの場合においても，この温度帯を素早く通過させると大きな氷結晶ができにくくなるために，味，食感，栄養成分を損なうことなく食品を保存することができる。冷凍食品の製造においては，食品の温度を−40℃以下まで急速に低下させることによって，食品中の氷結晶ができるだけ小さくなるようにしており，このような方法を急速冷凍法という。冷凍食品では，水分活性が低下するため，食品の保存性が高まる。

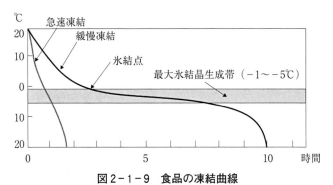

**図 2-1-9 食品の凍結曲線**
資料：菊池修平編『新訂食品加工と加工食品』樹村房，2009，p.21

　家庭用の冷凍庫（-18℃）では，微生物は増殖しないが，脂質の酸化や食品成分間の反応は抑制できないため，家庭では冷凍食品などの長期保存は不向きである。最近では，0℃のチルド保存と，-3℃のパーシャルフリージング保存が，おのおの別の区画で行える冷蔵庫も市販されており，0℃では凍結しない肉，魚介類，ハムなどはチルド室に置くことにより，品質の低下を抑制できる。パーシャルフリージング保存では，生鮮食品中の水（自由水）が部分的に凍結するだけで，大きな細胞破壊をもたらすほど凍結はしないため，肉類や魚介類の保存に適している。

## ❻ おいしい水

　「おいしい水」の条件として，①適量の無機質（$Ca^{2+}$，$Mg^{2+}$など）が溶けていること，②適量の二酸化炭素，酸素が溶存していること，③有機物があまり溶けていないこと，④好ましくない味に影響する物質（塩化物イオン，鉄イオン）が溶けていないこと，⑤水温が低いこと，⑥微生物の繁殖が少ないことなどがあげられている。

**演習問題**

1．食品の水分に関する記述である。正しいのはどれか。1つ選べ。
　(1)　結合水は，塩類などの溶質の溶媒となる。
　(2)　結合水の割合が減ると，水分活性は低くなる。
　(3)　砂糖を含む食品では，砂糖濃度が高いほど水分活性が高い。
　(4)　水分活性 0.5 以下でも，細菌は増殖する。
　(5)　過酸化脂質の生成は，水分活性 0.3 付近で最も抑制される。

2．食品の水分に関する記述である。正しいのはどれか。1つ選べ。
　(1)　純水（自由水）の水分活性は0である。

（2）　水分活性が1より高い食品はない。

（3）　食品の水分活性が低いほど，加水分解酵素による反応は早く進行する。

（4）　カビは，細菌よりも水分活性の高い環境で増殖できる。

（5）　水分活性が0.9以上の食品では，微生物は増殖できない。

3．水分活性に関する記述である。**誤っている**のはどれか。1つ選べ。

（1）　食品中の水分量，温度が同一下であっても，食品の種類により水分活性は異なる。

（2）　水分活性が0.65〜0.85の範囲で水分量が10〜40% 程度の食品では，細菌の繁殖は比較的起こりにくく，脂質の自動酸化も起こりにくい。

（3）　食品中の水分は存在状態により結合水と自由水に大別されるが，結合水は溶媒としての機能に欠け，微生物に利用されにくい。

（4）　ジャムやゼリー中のショ糖はOH基などの親水性官能基に富む物質なので非常に水和しやすく，食品の自由水含量を減少させる。

（5）　水分活性の低い食品は，空気中の酸素と直接触れやすくなり，容易に酸化を受けやすくなる。

4．食品の水分に関する記述である。正しいのはどれか。1つ選べ。

（1）　水分子間の水素結合は，共有結合に比べて結合力が強い。

（2）　結合水は，0℃ では凍結しない。

（3）　マイクロ波は，結合水には作用しない。

（4）　水分活性が高いほど，非酵素的褐変の反応速度は増加する。

（5）　水分活性が低いほど，食品の水分含量は減少する。

# 2-2 ┃ たんぱく質

　たんぱく質はアミノ酸が多数連なってできた高分子化合物で，英語でprotein という。この語源はギリシャ語のproteios（最も重要なもの，第一のもの）に由来する。その名のとおり，毛髪や爪，皮膚や筋肉などの人体の構造や形態にかかわるものから，酵素やホルモンのように物質代謝に関連し，直接生命維持に結びつく。さまざまな生体反応で重要な役割を果たしているものなど，その役割はきわめて重要で，人体には数万種類のたんぱく質が存在するとされる。食品に含まれるたんぱく質は，食事として摂取され，体内において消化（加水分解）・吸収され，人体内で機能するさまざまなたんぱく質に合成される。

## 1 アミノ酸

### (1) アミノ酸とは

たんぱく質の構成にかかわるアミノ酸は，側鎖（Rで表す）の違いによって，全部で20種類ある。このアミノ酸が多数連なって結合したものを，たんぱく質という。逆に消化酵素によってたんぱく質が分解（加水分解）されると，アミノ酸にまで分解される。アミノ酸は1つの分子内にアミノ基（-NH$_2$）とカルボキシ基（-COOH）をもつ化合物で，そのアミノ基とカルボキシ基は同一の炭素に結合している。このようなアミノ酸を特にα-アミノ酸というが，単にアミノ酸という場合が多い（図2-2-1）。20種類のアミノ酸のうち，環状アミノ酸であるプロリンだけはアミノ酸の一般構造式に従わず，唯一α-アミノ酸ではない。

#### ① たんぱく質を構成するアミノ酸

一般にたんぱく質を構成するアミノ酸は，①溶液状態にした際のpHの違いによって，中性アミノ酸，酸性アミノ酸，塩基性アミノ酸，②脂肪族炭化水素が枝分かれした構造をもち，筋肉の形成に欠かせない分岐鎖アミノ酸（branched-chain amino acids：BCAA）（バリン，ロイシン，イソロイシン），③不快な臭いの発生にかかわる硫黄（S）原子を含む含硫アミノ酸（システイン，メチオニン），④水への溶解度の違いによって，疎水性アミノ酸，親水性アミノ酸などに分類される。また，たんぱく質を構成するアミノ酸には，1文字または3文字の略号が与えられ，たんぱく質やペプチドの構造を示す際に用いられる（表2-2-1）。

#### ② その他のアミノ酸

アミノ酸は上述のたんぱく質を構成する20種類のアミノ酸だけではなく，非常にたくさんの非たんぱく質態アミノ酸や，アミノ酸類縁化合物も多くある（表2-2-2）。

### (2) アミノ酸の性質

#### ① 光学異性体（鏡像異性体）

グリシンを除くすべてのアミノ酸のα-炭素原子は，すべて異なる原子または官能基と結合している。このような状態にある炭素原子を不斉炭素原子（キラル中心）という。アミノ酸の場合，不斉炭素原子があることによって，その立体構造は鏡に映した実像と鏡像の関係（右手と左手の関係）で重ね合わせることができない関係にあり，

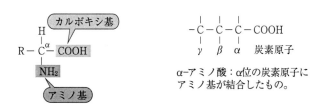

図2-2-1 α-アミノ酸の構造式

2-2 たんぱく質　25

表2-2-1　たんぱく質を構成する主なアミノ酸

| 分類 | | アミノ酸 | 略号 | 側鎖Rの構造 | 等電点 | 所在 |
|---|---|---|---|---|---|---|
| 中性アミノ酸 | 脂肪族アミノ酸 | グリシン | Gly (G) | | 5.97 | ゼラチンの加水分解物から発見された。コラーゲン, 絹フィブロインなどに多く含まれ, 植物性たんぱく質にはほとんど含まれていない。 |
| | | アラニン | Ala (A) | | 6.00 | 化学的に合成されて命名されたが, その後, 絹糸の加水分解物からも発見された。ほとんどすべてのたんぱく質に含まれる。 |
| | 分岐鎖アミノ酸 | バリン* | Val (V) | | 5.96 | アルブミンの加水分解物から発見された。動物性たんぱく質や豆類に多い。 |
| | | ロイシン* | Leu (L) | | 5.98 | 小麦たんぱく質グルテンと牛乳たんぱく質カゼインを原料とする発酵物から発見された。動物性たんぱく質, 特に乳類, かつお節に多い。 |
| | | イソロイシン* | Ile (I) | | 6.02 | さとうだいこんの糖蜜から発見された。動物性たんぱく質, 特に乳類, かつお節に多い。 |
| | ヒドロキシアミノ酸 | セリン | Ser (S) | | 5.68 | 絹たんぱく質セリシンの加水分解から発見された。 |
| | | トレオニン* | Thr (T) | | 5.60 | 血液の凝固にかかわるたんぱく質フィブリンの加水分解物として, 20番目に発見された。動物性たんぱく質や豆類に多い。 |
| | 含硫アミノ酸 | システイン | Cys (C) | | 5.02 | 哺乳動物の角の加水分解物から発見されたシスチンがシステインの二量体からなるとして見出された。卵類, 特に卵白に多い。豆類, 野菜類に少ない。 |
| | | メチオニン* | Met (M) | | 5.06 | 牛乳たんぱく質カゼインの加水分解物から発見された。動物性たんぱく質, 特に卵類に多い。豆類, 野菜類に少なく, 制限アミノ酸になりやすい。 |
| | 芳香族アミノ酸 | フェニルアラニン* | Phe (F) | | 5.48 | マメ科のルピナスの幼芽(もやし)から発見された。フェニルケトン尿症と関連がある。 |
| | | チロシン | Tyr (Y) | | 5.67 | チーズから発見された。遊離型はたけのこに多い。煮汁中に白く析出する。 |
| | 複素環式アミノ酸 | トリプトファン* | Trp (W) | | 5.88 | 牛乳たんぱく質カゼインの加水分解物から発見された。動物性たんぱく質に多い。とうもろこしには特に少ない。 |
| | | プロリン | Pro (P) | | 6.30 | 牛乳たんぱく質カゼインの加水分解物から発見された。特にコラーゲンに多い。 |
| | 酸アミド型アミノ酸 | アスパラギン | Asn (N) | | 5.41 | アスパラガスの芽から, 1番目に発見された。遊離型は成長期の野菜類, 豆類に多い。 |
| | | グルタミン | Gln (Q) | | 5.70 | さとうだいこんの搾りかすから発見された。遊離型は成長期の野菜, 豆類に多い。血液にも多い。 |
| 酸性アミノ酸 | | アスパラギン酸 | Asp (D) | | 2.98 | アスパラギンの加水分解物として発見された。植物性たんぱく質に多い。 |
| | | グルタミン酸 | Glu (E) | | 3.22 | 小麦たんぱく質グルテンの加水分解物から発見された。遊離型はこんぶ類の旨味成分。 |
| 塩基性アミノ酸 | | リシン* | Lys (K) | | 9.74 | 牛乳たんぱく質カゼインの加水分解物から発見された。動物性たんぱく質に多い。穀類たんぱく質に少なく, 制限アミノ酸になりやすい。 |
| | | アルギニン | Arg (R) | | 10.76 | マメ科のルピナスの幼芽(もやし)から発見された。魚類の白子(精巣)のたんぱく質に特に多い。 |
| | | ヒスチジン* | His (H) | | 7.59 | たんぱく質の加水分解物から発見された。ヘモグロビンに多く含まれる。赤身魚(かつお, かつお節)にも多い。 |

*はヒトの必須アミノ酸

*26  第2章  食品の成分*

**表2-2-2  たんぱく質構成アミノ酸以外のアミノ酸と類縁体**

<table>
<tr><th colspan="2">名　前</th><th>化学式</th><th>説　明</th></tr>
<tr>
<td rowspan="7">ア<br>ミ<br>ノ<br>酸</td>
<td>オルニチン</td>
<td>$H_2N(CH_2)_3-CH-COOH$<br>　　　　　　　$|$<br>　　　　　　$NH_2$</td>
<td>尿素回路の中間体（アルギニンより尿素とともに生成）およびクレアチニン経路を構成する物質。</td>
</tr>
<tr>
<td>シトルリン</td>
<td>　　　　O<br>　　　　$\|$<br>$H_2N-C-NH-(CH_2)_3-CH-COOH$<br>　　　　　　　　　　　　$|$<br>　　　　　　　　　　　$NH_2$</td>
<td>すいか，ゴーヤ，きゅうりなどウリ科の植物に多く含まれる。尿素回路の中間体。NO 産生を介した血管拡張や血流促進作用がある。日本人が1930年にすいかから発見し，名称はすいかの学名による。</td>
</tr>
<tr>
<td>β-アラニン</td>
<td>$H_2N-CH_2-CH_2-COOH$</td>
<td>天然に存在する唯一のβ形アミノ酸。パントテン酸やカルノシン，アンセリンなどの構成アミノ酸である。筋肉中に多く存在する。</td>
</tr>
<tr>
<td>γ-アミノ<br>酪酸<br>（GABA）</td>
<td>$H_2N-CH_2-CH_2-CH_2-COOH$<br>　　　　　　　γ　　β　　α</td>
<td>哺乳類の小脳に多い。抑制系の神経伝達物質，米胚芽や小麦胚芽中のグルタミン酸より生成。鎮静や血圧降下作用がある。</td>
</tr>
<tr>
<td>テアニン</td>
<td>$C_2H_5-NH-CO-(CH_2)_2-CH-COOH$<br>　　　　　　　　　　　　　　$|$<br>　　　　　　　　　　　　　$NH_2$</td>
<td>グルタミン酸の誘導体。高級緑茶の旨味成分で，玉露，抹茶，次いで煎茶に多く含まれる。番茶などには少ない。</td>
</tr>
<tr>
<td>アリイン</td>
<td>$CH_2=CH-CH_2-SO-CH_2-CH-COOH$<br>　　　　　　　　　　　　　　　$|$<br>　　　　　　　　　　　　　　$NH_2$</td>
<td>システインの誘導体。にんにく臭の前駆物質で，酵素アリイナーゼの作用により，アリシンに変わる。</td>
</tr>
<tr>
<td rowspan="3">ア<br>ミ<br>ノ<br>酸<br>類<br>縁<br>体</td>
<td>クレアチン</td>
<td>　　　　CH_3<br>　　　　$|$<br>$H_2N-C-N-CH_2-COOH$<br>　　　$\|$<br>　　NH</td>
<td>筋肉で主に生成され尿中排泄される。腎機能障害の指標として用いられている。食肉の味に関与している。</td>
</tr>
<tr>
<td>タウリン</td>
<td>$H_2N-CH_2-CH_2-SO_3H$</td>
<td>含硫アミノ酸の一種でシステインの代謝誘導体。いか，たこ，かきなどに多く含まれる。血中コレステロール低下作用，血圧の正常化作用がある。</td>
</tr>
<tr>
<td>カルニチン</td>
<td>　　　　　　OH<br>　　　　　　$|$<br>$(CH_3)_3N^+-CH_2-CH-CH_2-COOH$</td>
<td>食肉（羊肉などに多い）により補充される。リシンとメチオニンから生合成されて生体内では筋肉中に最も多く存在する。脂質代謝の補因子である。</td>
</tr>
</table>

資料：久保田紀久枝・森光康次郎編『食品学―食品成分と機能性』東京化学同人，2016，p.46 より一部加筆

　これを光学異性体（鏡像異性体）という（**図2-2-2**）。D 配置の D-アミノ酸と L 配置の L-アミノ酸とに分けられ，自然界に存在するアミノ酸の大部分は L 型で，また通常のたんぱく質を構成するアミノ酸も L 型である（**図2-2-3**）。したがって，ヒトの栄養に関係するのは L 型のアミノ酸であり，D 型のアミノ酸は栄養上微量成分である。すなわち，たんぱく質を構成するアミノ酸は，ほとんどが α-L-アミノ酸である。

### ②　アミノ酸と等電点

　アミノ酸は中性の水に溶かすと，カルボキシ基-COOH は-COO$^-$ に，アミノ基-NH$_2$ は-NH$_3^+$ にイオン化した状態，つまり同一分子内に陽イオンと陰イオンをもった双性（両性）イオンとなる。双性イオンは，酸としても塩基[*2]としてもはたらくことができることから両性電解質とよばれる。

---

**＊2　酸**：化学反応において H$^+$を与える物質。　**塩基**：化学反応において H$^+$を受け取る物質。

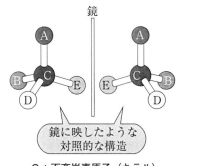

図2-2-2 光学異性体（鏡像異性体）

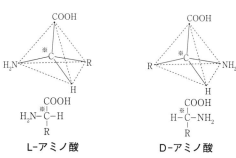

※C：不斉炭素原子
L-アミノ酸とは：α炭素が不斉炭素原子のとき，カルボキシ基を上端に書いた場合，アミノ基がα炭素の左側に位置する。

図2-2-3 L-アミノ酸とD-アミノ酸

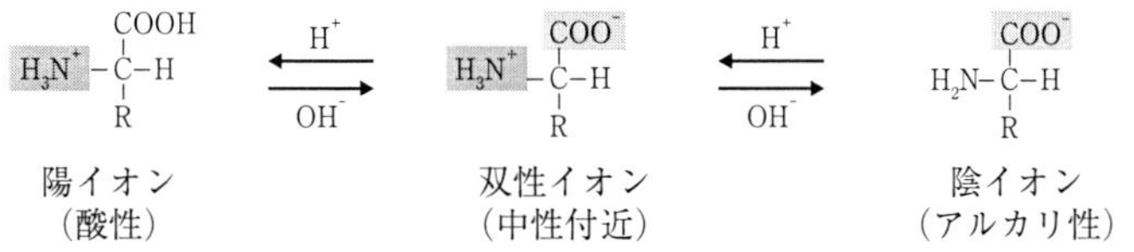

$$H_3N^+-\underset{R}{\underset{|}{C}}-H \; \underset{OH^-}{\overset{H^+}{\rightleftarrows}} \; H_3N^+-\underset{R}{\underset{|}{C}}-H \; \underset{OH^-}{\overset{H^+}{\rightleftarrows}} \; H_2N-\underset{R}{\underset{|}{C}}-H$$

陽イオン　　　　双性イオン　　　　陰イオン
（酸性）　　　　（中性付近）　　　（アルカリ性）

図2-2-4 水溶液中でのアミノ酸の挙動

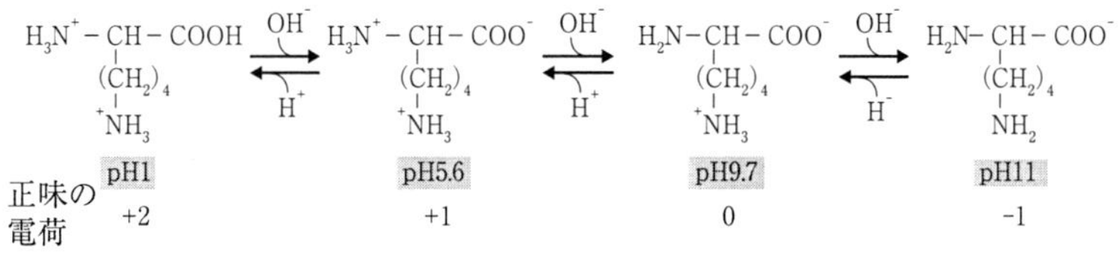

正味の電荷　pH1　+2　　pH5.6　+1　　pH9.7　0　　pH11　-1

図2-2-5 塩基性アミノ酸（リシン）解離の一例

　ここでたとえば，アミノ酸が溶解している溶液に対して，塩酸などを加えて強い酸性溶液にすると，アミノ酸は強酸によって生じた$H^+$によりカルボキシ基の解離が抑えられて（-COOH），アミノ基だけがイオン化した状態（$-NH_3^+$）になり，正（+）に荷電する。反対にNaOHなどを加えて強い塩基性（アルカリ性）溶液にすると，NaOHにより生じた$OH^-$によりアミノ基のイオン化が抑えられて（$-NH_2$），カルボキシ基だけが解離した状態（$-COO^-$）になり，負（-）に荷電する（**図2-2-4**）。

　このように，アミノ酸のカルボキシ基とアミノ基の解離，荷電状態は溶液のpHによって変化する。アミノ酸の解離で正（+），負（-）の両電荷の釣り合いがとれ，正味の電荷がゼロになるときの溶液のpHを，アミノ酸の等電点（isoelectric point：pI）という。アミノ酸は構造の違いにより**表2-2-1**に示したように，それぞれ特有の等電点が存在する。等電点が酸性側のものを酸性アミノ酸，塩基性側のものを塩基性アミノ酸（**図2-2-5**），中性付近（pH6付近）のものを中性アミノ酸という。

### ③ アミノ酸の味

遊離アミノ酸（ペプチド結合していないアミノ酸）には，それぞれ特有の味があり，食品の味の形成に重要な役割を果たしている。L型・D型の2種のうち，L-グルタミン酸のみが旨味を示し，D型は旨味を示さないなど，L型とD型の違いによって味が変わる。L-グルタミン酸とL-アスパラギン酸はトマトの旨味，グリシンやL-アラニンはえびの甘味，L-メチオニンはうにの独特な風味の苦味として知られている。

## 2 たんぱく質の構造

### （1）ペプチドとたんぱく質

アミノ酸が2個以上結合した化合物をペプチドという。図2-2-6のように，左側のアミノ酸のカルボキシ基（−COOH）と右側のアミノ酸のアミノ基（−NH$_2$）から，水（H$_2$O）1分子が取れて形成される結合をペプチド結合（アミド結合）といい，ペプチド中に残された各アミノ酸の部分をアミノ酸残基という。アミノ酸同士がこのように次々と結合して，数珠状に連なったものがペプチドやたんぱく質である。

主鎖とは，ペプチド結合によって連結した骨格をなすもので，側鎖とは，ペプチド結合に関与していないアミノ酸残基の官能基のことをいう。一次構造の両端にあるペプチド結合に関与していない−NH$_2$をN末端（アミノ末端），−COOHをC末端（カルボキシ末端）という。

結合しているアミノ酸の数（残基数）については，2つ結合したものをジペプチド，3つ結合したものをトリペプチド，2〜10個程度結合したものをオリゴペプチド，多数結合したものをポリペプチドという。一般にアミノ酸の残基数が50残基以下はペプチド，50残基以上はたんぱく質と定義されるが，この境界はあいまいで，50〜100残基くらいまでであれば，ペプチドと称されることも多い。

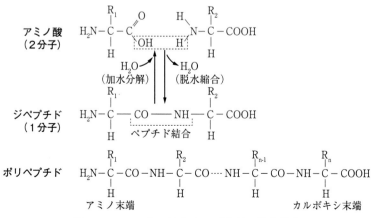

**図2-2-6　アミノ酸とたんぱく質の基本構造**

ペプチド結合は非常に強固な結合であるが，酸やプロテアーゼ（たんぱく質分解酵素）により個々の構成アミノ酸に加水分解される。また，アミノ酸の種類は20種類もあることから，仮にアミノ酸が10個からなるペプチドの場合でも，存在可能な種類は$20^{10}$通り（つまり10兆2,400億通り）と天文学的な数となり，このアミノ酸の種類の多さによって，生物は多種多様なペプチドやたんぱく質をつくりだせる。

### （2）生理活性ペプチドと機能性ペプチド

生理活性とは「化学物質が生体の特定の生理的調節機能に対して作用する性質のこと」で，生理活性を有する化学物質は生理活性物質とよばれる。天然に存在するペプチドは生理活性を示すものが多く，自然界にはさまざまな生理活性を有した「生理活性ペプチド」（表2-2-3）が存在する[3]。また，食品として摂取したたんぱく質も，生体内で消化吸収されペプチドとなった後に，「人体の恒常性を維持し，体調などのリズム，生体防御などに寄与する生体調節にかかわる有用な機能」，すなわち食品としての生体調節機能（三次機能）を有すれば「機能性ペプチド」とよばれる。

この「生理活性ペプチド」と「機能性ペプチド」については厳密な使い分けの区分はないが，自然界の生物がある目的をもって産生するものが「生理活性ペプチド」で，食品由来のたんぱく質が消化酵素などによって分解され，分解物の状態になってから，

表2-2-3　天然由来の生理活性ペプチドの例

| ペプチド名 | 残基数 | 生理活性 |
|---|---|---|
| **ホルモンペプチド** | | |
| オキシトシン | 9 | 子宮筋収縮 |
| α-MSH | 13 | メラニン色素の生成 |
| ACTH | 39 | 副腎皮質刺激 |
| インスリン | 51 | 血糖値低下 |
| アンジオテンシンⅡ | 8 | 血圧上昇 |
| エンケファリン | 5 | 鎮痛作用 |
| β-エンドルフィン | 31 | 鎮痛作用 |
| **微生物由来ペプチド** | | |
| ペニシリン | 2 | 抗菌作用 |
| グラミシジンS | 10 | 抗菌作用 |
| ペプスタチン | 5 | 酵素（ペプシン）阻害 |
| AM-トキシン | 4 | リンゴ落葉作用 |
| デストラキシン | 6 | カイコ硬化病 |

| ペプチド名 | 残基数 | 生理活性 |
|---|---|---|
| **毒ペプチド** | | |
| α-アマニチン | 8 | キノコ毒（RNA鎖延長反応抑制） |
| コブラαトキシン | 62 | ヘビ毒（神経・筋間の刺激伝達抑制） |
| **酵素阻害ペプチド** | | |
| 膵臓トリプシンインヒビター | 52 | 酵素（トリプシン）阻害 |
| ダイズ双頭性インヒビター | 71 | 酵素（トリプシン，キモトリプシン）阻害 |
| **その他** | | |
| グルタチオン | 3 | 酵素活性化，解毒作用 |

資料：本間智寛「天然物由来の生理活性ペプチドの機能と利用―水産生物由来のペプチドを中心として」『冷凍』90（1049），2015，pp.131-140を参考に作成

---

[3] **有毒ペプチドと有毒たんぱく質**：豆類や麦類，じゃがいもなどには，たんぱく質分解酵素（プロテアーゼ）を阻害するプロテアーゼインヒビターが含まれることが多い。大豆中にはトリプシンインヒビターのほか，キモトリプシンやペプシンに対する阻害物質も含まれる。これらの阻害物質はペプチドやたんぱく質であることが多く，ほとんどの場合，加熱によりその阻害活性を失う。

ある活性を発現したものが「機能性ペプチド」と称されていることが多い。

最近，注目されている食品由来の機能性ペプチドとしては，血圧降下ペプチド，カルシウムや鉄の吸収を高めるカゼインホスホペプチド（CPP），抗酸化作用や脂肪の燃焼促進作用が期待されるカルノシンやアンセリンなど，その数は非常に多く，一部は特定保健用食品の機能成分として有効利用されている。

### （3）たんぱく質の構造

たんぱく質の構造は，一次構造，二次構造，三次構造，四次構造からなり，二次，三次，四次構造のことをまとめて高次構造といい，一次構造と区別する。

#### ① 一次構造（図2-2-7）

アミノ酸の結合する順番（アミノ酸配列）により，たんぱく質の立体構造が決まる。言い換えれば，たんぱく質がどのような立体構造をとるかはアミノ酸配列に依存するので，アミノ酸配列のことをたんぱく質の一次構造という。たんぱく質の一次構造は，N末端から結合している順番にアミノ酸残基を，通常，略号で，C末端まで並べて書き表す。一次構造は，対応する遺伝子DNAの塩基配列によって定まっている。

#### ② 二次構造（図2-2-8）

主鎖（ペプチド鎖）の角度によって回転したり，折れ曲がったりしてできる立体的な構造を二次構造という。二次構造は，主鎖中のカルボニル酸素C=Oとアミド水素NHとの間で生じる多数の水素結合によって安定化している。二次構造には，3.6個

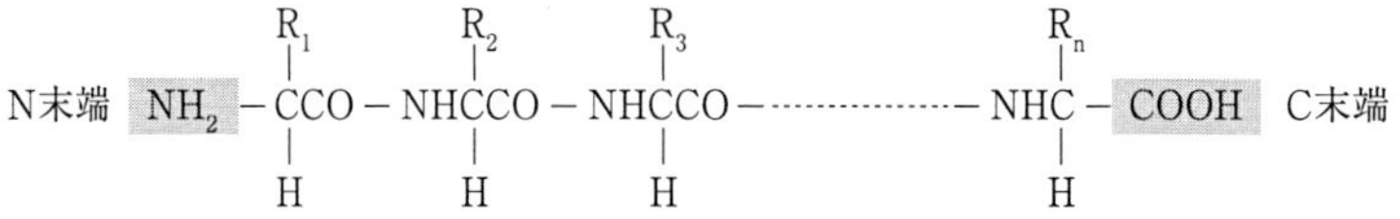

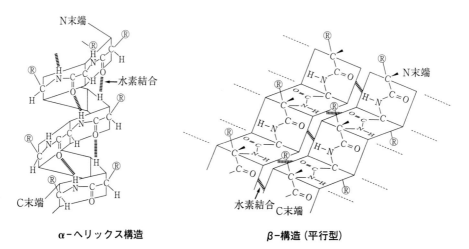

図2-2-7　一次構造

α-ヘリックス構造　　　　β-構造（平行型）

図2-2-8　二次構造

資料：森田潤司・成田宏史編『食品学総論（第2版）』化学同人，2015，p.30

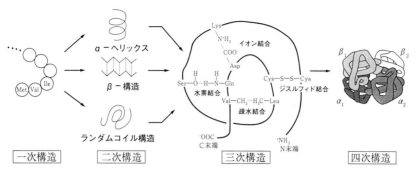

図2-2-9 三次・四次構造

のアミノ酸が右巻きに1回転した規則的ならせん状のポリペプチド鎖であるα-ヘリックス構造（α-らせん構造）と，ポリペプチド鎖が一定の角度でジグザグに折れ曲がってヒダ状に縮んだ構造をとるβ-構造（β-シート構造）がある[*4]。そのほか，不規則的な構造のランダムコイル構造もある。

③ 三次構造（図2-2-9）

二次構造（α-ヘリックスやβ-構造）はたんぱく質の部分的な構造であるが，それらが側鎖同士の引き合う力によってさらに密に折りたたまれ，全体として非常に緊密で複雑な球状や繊維状の立体的な形となったものを三次構造という。三次構造は，たんぱく質分子内の側鎖（アミノ酸）間の結合が関与している。その結合には，水素結合，イオン結合，ジスルフィド結合（S-S結合），疎水結合などがある[*5]。ポリペプチド鎖の内部には，疎水性のアミノ酸残基が多く配列し，疎水性アミノ酸同士で結合する。

---

[*4] β-シート構造：大きく2種類ある。

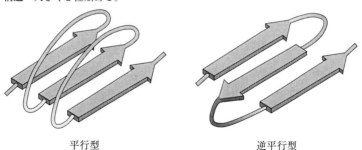

平行型　　　　　　　逆平行型

[*5] ポリペプチド鎖を結びつけている結合

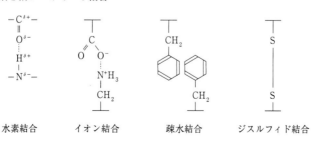

水素結合　　イオン結合　　疎水結合　　ジスルフィド結合

32　第2章　食品の成分

また，表面には親水性のアミノ酸が位置することによって，たんぱく質の多くは水に溶ける（水和する）ことができる。

#### ④　四次構造（図2-2-9）

たんぱく質は通常1本のポリペプチド鎖でできているが，複数のポリペプチド鎖が寄り集まって（会合），一つのたんぱく質を形成していることがあり，これをたんぱく質の四次構造という。たとえば，血液の赤血球に存在するヘモグロビンはα鎖とβ鎖の2種のポリペプチドが2個ずつ会合して，酸素結合能を調節するという機能性をもっている。これら1つずつのポリペプチド鎖をサブユニット（単量体）という。

### ③ たんぱく質の分類

たんぱく質は種類が多く，アミノ酸の残基数や配列順序，立体構造などがさまざまであることから系統的に分類することが難しいが，いくつかの観点から便宜上の分類がなされている。

#### （1）単純たんぱく質と複合たんぱく質

アミノ酸のみからなるたんぱく質のことを単純たんぱく質といい，溶解性や熱凝固性などの性質の違いにより，アルブミン，グロブリン，グルテリン，プロラミン，ヒストン，プロタミン，硬たんぱく質（アルブミノイド）の7つの種類（属）に分類される（表2-2-4）。

アミノ酸のほかに，リン，糖，脂質，色素，核酸などの他の成分を含むたんぱく質のことを複合たんぱく質といい，リンたんぱく質，糖たんぱく質，リポたんぱく質，色素たんぱく質，核たんぱく質などがある。

#### （2）天然たんぱく質と誘導たんぱく質

生鮮食品に含まれる天然たんぱく質と，天然たんぱく質に熱，酸，アルカリ，紫外線，酵素などが作用して，変性あるいは分解してできた誘導たんぱく質に分けられる。誘導たんぱく質には，コラーゲンの熱分解物であるゼラチンや，たんぱく質の部分加水分解物であるペプトンなどがある。

#### （3）球状たんぱく質と繊維状たんぱく質（図2-2-10）

たんぱく質は分子形態によって，球状たんぱく質と繊維状たんぱく質に分けられ，前者にはアルブミン，グロブリン，大半の酵素たんぱく質などがあり，後者は，皮膚や骨や軟骨中に含まれるコラーゲンや筋肉中のミオシン，毛髪中のケラチンなどがある。

表2-2-4　単純たんぱく質

| 種類（属） | 溶解性 水 | 中性塩溶液 | 希酸 | 希アルカリ | アルコール 60～90% | その他の性質 | 主なたんぱく質（所在） |
|---|---|---|---|---|---|---|---|
| アルブミン | ○ | ○ | ○ | ○ | × | 熱凝固する 飽和硫安で沈殿する | オボアルブミン（卵白）， ラクトアルブミン（乳） |
| グロブリン | × | ○ | ○ | ○ | × | 熱凝固する 飽和硫安で沈殿する | オボグロブリン（卵黄），ラクトグロブリン（乳），グリシニン（大豆），ミオシン（筋肉），アクチン（筋肉），リゾチーム（卵白） |
| グルテリン | × | × | ○ | ○ | × | 熱凝固する 穀類（米，小麦）に多い | グルテニン（小麦），オリゼニン（米） |
| プロラミン | × | × | ○ | ○ | ○ | 熱凝固しない イネ科食物に多い | グリアジン（小麦），ツェイン（とうもろこし），ホルデイン（大麦） |
| ヒストン | ○ | ○ | ○ | × | × | 熱凝固しない アンモニアに不溶 | 細胞の核に存在する特殊なたんぱく質，グロビン（血色素・肉色素のたんぱく質部分），ヒストン（胸腺） |
| プロタミン | ○ | ○ | ○ | ○ | × | 熱凝固しない アンモニアに不溶 魚類の精子に多く存在 | サルミン（さけの白子），クルペイン（にしんの白子），チニン（まぐろの白子） |
| 硬たんぱく質（アルブミノイド） | × | × | × | × | × | 熱凝固しない 通常の溶液に不溶 動物の結合組織に多い | コラーゲン（皮，軟骨），エラスチン（腱，動脈），ケラチン（爪，毛髪） |

資料：荒井綜一編『食品学総論』樹村房，2002，p.43より一部改変

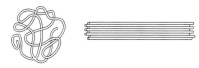

図2-2-10　球状たんぱく質と繊維状たんぱく質
資料：大石祐一・服部一夫編著『食べ物と健康—食品学』光生館，2013，p.27

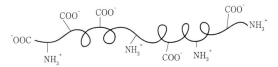

図2-2-11　両性電解質としてのたんぱく質
資料：豊沢功・福田満・能岡浄編著『図表食品学と食生活（第2版）』さんえい出版，1993，p.60

## ❹ たんぱく質の性質

### （1）分子量

たんぱく質は多くのアミノ酸が連なった構造をしているので，分子量は1万以上になることが多い。分子量の目安として，たんぱく質を構成する20種類のアミノ酸残基の分子量を平均すると約110なので，残基数に110を掛けるとおよその分子量となる。また，分子量が約10万以上のたんぱく質では四次構造をとっており，複数のサブユニットからなるものが多い。

34　第2章　食品の成分

表2-2-5　たんぱく質の等電点と特徴

酸性アミノ酸のグルタミン酸，アスパラギン酸を多く含むため，等電点が低い

| たんぱく質 | 等電点 | 主な特徴と性質 |
|---|---|---|
| ペプシン | 2.2 | 胃液に含まれるプロテアーゼ。至適 pH は 2 前後と低い。 |
| オボムコイド | 4.1 | 卵白に含まれる。トリプシン阻害。アレルゲン。 |
| グリシニン | 4.3 | 大豆に含まれる貯蔵たんぱく質。血清コレステロール値の上昇抑制。 |
| グルテニン | 4.4〜4.5 | 小麦に含まれる。多数のサブユニットが重合してできる。グルタミン酸，プロリンに富む。 |
| カゼイン | 4.6 | 牛乳に含まれる。リン酸を結合している。レンニンにより凝固。 |
| オボアルブミン | 4.5〜4.8 | 卵白に含まれるたんぱく質で，全たんぱく質の55〜50% を占める。アレルゲン。 |
| アビジン | 10.0 | 卵白に含まれるたんぱく質で，ビオチンと強く結合する。細菌の生育抑制。 |
| リゾチーム | 10.7 | 溶菌活性を有する。ヒトの涙や唾液，鼻水などに含まれ，卵白にも多い。 |
| プロタミン | 12.0〜12.4 | 魚類の白子から抽出されるたんぱく質の主成分。抗菌性があることから，保存料として利用される。 |

アルギニンを多く含む塩基性たんぱく質のため，等電点が高い

## （2）等電点（図2-2-11）

　たんぱく質はアミノ酸から構成されるので，アミノ酸と等電点の項（p.27）で述べたように，たんぱく質も水溶液中では双性イオンとして存在している。つまり，カルボキシ基（-COOH）の数が多いグルタミン酸やアスパラギン酸のような酸性アミノ酸（-COO⁻ に解離）を多く含むたんぱく質の等電点は低く，アミノ基（-NH₂）の数が多いアルギニンやリシンのような塩基性アミノ酸（-NH₃⁺ に荷電）を多く含むたんぱく質の等電点は高くなる（表2-2-5）。たんぱく質は等電点付近では，正荷電と負荷電による静電的反発力が最小になるため，水和量が最も少なく，溶解度が最小となって，凝固・沈殿する。この現象を等電点沈殿という。

　食品加工への応用例としては，ヨーグルトに含まれるたんぱく質のカゼインが乳酸発酵によって凝固することや，レモン汁や酢などによるカッテージチーズの凝固，凝固剤（グルコノデルタラクトン）による充填豆腐の凝固などがある。

## （3）溶解性

　たんぱく質の溶解度は，薄い塩類溶液では一般に増す（塩溶）。しかし高濃度になると，加えられた塩が水和するため，たんぱく質と結合できる自由水が減り，沈殿する。これを塩析という。食品加工への応用例としては，豆乳に塩としてにがり（塩化マグネシウム MgCl₂）を加えて，凝固させることなどがある。また，アセトンやアルコールなどの有機溶媒は，たんぱく質との水和を減少させるため，たんぱく質は不可逆的変性を起こして沈殿する。そのほか，重金属塩類によってもたんぱく質は変性を

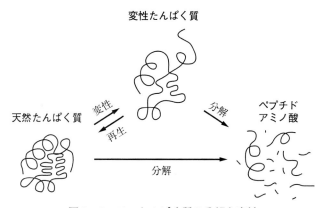

**図 2-2-12　たんぱく質の分解と変性**
資料：森田潤司・成田宏史編『食品学総論（第2版）』化学同人，2015，p. 155

起こして沈殿する。このように，たんぱく質の溶解性は，分子表面の電荷や水和の状態により変化する。

### 5 たんぱく質の変性

　たんぱく質の立体構造は，ペプチド結合などの共有結合よりも弱い各種の結合によって保たれている。したがって，物理的作用（加熱や凍結，紫外線，乾燥，攪拌など）または化学的作用（酸，アルカリ，有機溶媒，重金属など）により，これらの結合が切れると，たんぱく質は立体構造を維持できなくなり，たんぱく質がもつ本来の性質が変化する。このことを変性という（図2-2-12）。

　たんぱく質の変性によって，高次構造（二次構造以上）は壊れてしまうが，アミノ酸の配列順序である一次構造は変化しない。また変性によって，本来の機能や生理活性は低下するか失われるが，逆に変性したたんぱく質はプロテアーゼ（たんぱく質分解酵素）の作用を受けやすくなり，消化吸収率の点からは，同じ食品では変性したたんぱく質のほうが消化吸収されやすい。ゆで卵を生卵に戻せないように，変性の多くは不可逆的である。たんぱく質の変性は，さまざまな調理法や加工法のなかで利用されている（表2-2-6）。

### 6 たんぱく質の栄養

#### （1）必須アミノ酸

##### ① 必須アミノ酸とは

　微生物や植物は，たんぱく質の合成に必要なアミノ酸をすべて生合成することがで

表2-2-6 食品の調理・加工によるたんぱく質の変性の例

| 変性 |  | 変性要因 | 食品例 |
|---|---|---|---|
| 物理的 | 加熱変性 | ゆでる，焼く | ゆで卵，焼いた肉，焼いた魚，にこごり（コラーゲンのゼラチン化），湯葉（豆乳），かまぼこ（すり身） |
|  | 表面変性 | 攪拌，泡立て，表面張力 | アイスクリーム，スポンジケーキ，メレンゲ，淡雪（泡雪） |
|  | 脱水（乾燥） | 真空乾燥 | スキムミルク，干物，するめ |
|  | 凍結変性 | 凍結 | 凍り豆腐，冷凍肉，冷凍魚介類 |
| 化学的 | 酸変性 | 酢酸，乳酸 | ヨーグルト，氷頭なます，しめさば ポーチドエッグ（落とし卵） |
|  | アルカリ変性 | 水酸化ナトリウム，生石灰 | 大豆たんぱく質の繊維化，ピータン |
|  | 金属イオン | 塩化マグネシウム，硫酸カルシウム | 豆腐（豆乳） |

資料：國崎直道・西塔正孝編著『食べ物と健康―食品の栄養成分と加工（改訂新版）』同文書院，2014，p. 22 より一部加筆

きるが，動物では生合成できないアミノ酸がある。たんぱく質を構成する20種類のアミノ酸のうち，ヒトの体内で合成できないか，合成できても不足するため，食事から摂取する必要がある9種類のアミノ酸を必須アミノ酸*6という。

② 必須アミノ酸の重要性

一部の必須アミノ酸が量的に不足していると，その不足量に応じて他の必須アミノ酸の利用率も低下する。すなわち，不足している必須アミノ酸の量がたんぱく質の利用率を制限し，たんぱく質の合成が抑制される。たとえば，桶に水を入れる場合，桶の横板の1枚が短ければ，図2-2-13のように水は一番短い板の部分までしか入ら

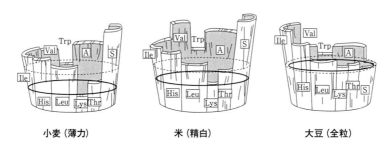

A：フェニルアラニン+チロシン　S：メチオニン+シスチン
……：1985年のアミノ酸価100を示す　――：第一制限アミノ酸のアミノ酸価を示す

図2-2-13 必須アミノ酸の桶モデル
資料：菅野道廣・上野川修一・山田和彦編『食べ物と健康Ⅰ―食品の科学と技術』南江堂，2007，p. 103

---

*6 **必須アミノ酸の覚え方**：トレオニン，リシン，ヒスチジン，メチオニン，フェニルアラニン，トリプトファン，イソロイシン，ロイシン，バリン。先頭の文字で「鳥姫太いロバ」と覚える。

ない。これと同様に，たんぱく質で一番不足しているアミノ酸がたんぱく質の栄養価を決定することになる。つまり，食物から得られる必須アミノ酸の量が，たんぱく質の栄養的価値を決める。

### （2）栄養の評価法

たんぱく質の栄養の評価法には，生物学的評価法と化学的評価法がある。生物学的評価法は，摂取たんぱく質が消化吸収されて体たんぱく質になる割合を判定するもので，体重増加量より求める方法，たんぱく質効率比や正味たんぱく質効率比，窒素出納を測定して求める生物価や正味たんぱく質利用率がある。一方，化学的評価法は，食品たんぱく質の必須アミノ酸組成と理想的な必須アミノ酸組成を比較して，栄養価を判定するものである。

ここでは，化学的評価法について述べる。

#### ① アミノ酸価（アミノ酸スコア）

食品たんぱく質の必須アミノ酸のなかで，FAO/WHO（1973）と FAO/WHO/UNU[7]（1985，2007）より提案されたアミノ酸評点パターン（理想的な必須アミノ酸組成・**表2-2-7**）と比較し，アミノ酸評点パターンの値（アミノ酸価の計算に際しては，窒素1g当たりのアミノ酸量：mg/g窒素に換算して計算）に対して食品たんぱく質中の各アミノ酸の値が満たない場合，満たないアミノ酸を制限アミノ酸という。制限アミノ酸のうち，不足の割合が最も大きいアミノ酸を第一制限アミノ酸といい，以下，第二制限アミノ酸，第三制限アミノ酸という（**表2-2-8**）。

アミノ酸価とは，第一制限アミノ酸が理想的な量に対してどの程度不足しているかの比率のことで，次の式によって算出される。

$$\text{アミノ酸価} = \frac{\text{食品たんぱく質中の窒素 1 g 当たりの第一制限アミノ酸量（mg/g 窒素）}}{\text{アミノ酸評点パターンの対応する同アミノ酸量（mg/g 窒素）}} \times 100$$

一般に，植物性たんぱく質は大豆やそば粉（全層粒）以外の食品では制限アミノ酸をもつものが多く，特に穀類での制限アミノ酸はリシンである。その一方で，動物性たんぱく質はなまこなどの少数を除いて制限アミノ酸をもつものが少なく，理想的なたんぱく質といえる。なお，米のたんぱく質は小麦たんぱく質よりもアミノ酸価は高いが，たんぱく質含量は米のほうが低いので，食品全体として考えると栄養価はほぼ等しい。このように，食品としてのたんぱく質の栄養価は，たんぱく質含量とアミノ酸組成の両方によって決まる。

#### ② アミノ酸補足効果

複数の食品を組み合わせたり，制限アミノ酸を添加することによって，たんぱく質

---

[7] **FAO**（Food and Agriculture Organization：国際連合食糧農業機関），**WHO**（World Health Organization：世界保健機関），**UNU**（United Nations University：国連大学）

38 第2章 食品の成分

### 表2-2-7 アミノ酸評点パターン

| アミノ酸 | たんばく質当たりの必須アミノ酸（mg/gたんぱく質）[注1] | | | | | | | | | | | | | |
| | 1973年（FAO/WHO） | | | | 1985年（FAO/WHO/UNU） | | | | 2007年[注2]（FAO/WHO/UNU） | | | | | |
| | 乳児 | 10～12学齢期歳 | 成人 | 一般用 | 乳児 | 2～5学齢期歳前 | 10～12学齢期歳 | 成人 | 0.5歳 | 1～2歳 | 3～10歳 | 11～14歳 | 15～16歳 | 成人 |
|---|---|---|---|---|---|---|---|---|---|---|---|---|---|---|
| ヒスチジン | 14 | – | – | – | 26 | 19 | 19 | 16 | 20 | 18 | 16 | 16 | 16 | 15 |
| イソロイシン | 35 | 37 | 18 | 40 | 46 | 28 | 28 | 13 | 32 | 31 | 31 | 30 | 30 | 30 |
| ロイシン | 80 | 56 | 25 | 70 | 93 | 66 | 44 | 19 | 66 | 63 | 61 | 60 | 60 | 59 |
| リシン | 52 | 75 | 22 | 55 | 66 | 58 | 44 | 16 | 57 | 52 | 48 | 48 | 47 | 45 |
| 含硫アミノ酸（メチオニン+システイン） | 29 | 34 | 24 | 35 | 42 | 25 | 22 | 17 | 28 | 26 | 24 | 23 | 23 | 22 |
| 芳香族アミノ酸（フェニルアラニン+チロシン） | 63 | 34 | 25 | 60 | 72 | 63 | 22 | 19 | 52 | 46 | 41 | 41 | 40 | 38 |
| トレオニン | 44 | 44 | 13 | 40 | 43 | 34 | 28 | 9 | 31 | 27 | 25 | 25 | 24 | 23 |
| トリプトファン | 8.5 | 4.6 | 6.5 | 10 | 17 | 11 | 9 | 5 | 8.5 | 7.4 | 6.6 | 6.5 | 6.3 | 6.0 |
| バリン | 47 | 41 | 18 | 50 | 55 | 35 | 25 | 13 | 43 | 42 | 40 | 40 | 40 | 39 |

注1：1gN（窒素）当たりの数値は，mg/gたんぱく質の値に6.25を乗じて求める。
注2：WHO Technical Report Series 935，"Protein and amino acid requirements in human nutrition"より引用。
資料：水品善之・菊﨑泰枝・小西洋太郎編『食品学Ⅰ食べ物と健康―食品の成分と機能を学ぶ』羊土社，2015，
　　　p.69

### 表2-2-8 各種食品のアミノ酸スコアと第一制限アミノ酸

| 食品 | アミノ酸スコア | 第一制限アミノ酸 | 食品 | アミノ酸スコア | 第一制限アミノ酸 |
|---|---|---|---|---|---|
| 植物性食品 | | | 動物性食品 | | |
| 　小麦（薄力粉　1等） | 53 | Lys | 　鶏　卵 | 100 | – |
| 　玄　米 | 100 | – | 　牛　乳 | 100 | – |
| 　精白米（うるち米） | 93 | Lys | 　牛　肉 | 100 | – |
| 　そば粉（全層粉） | 100 | – | 　豚　肉 | 100 | – |
| 　大　豆 | 100 | – | 　鶏　肉 | 100 | – |
| 　トマト | 83 | Leu | 　あ　じ | 100 | – |
| 　たまねぎ | 64 | Leu | 　いわし | 100 | – |
| 　とうもろこし（コーンフレーク） | 22 | Lys | 　まぐろ | 100 | – |
| 　りょくとうもやし | 73 | 含硫アミノ酸 | 　い　か | 100 | – |
| 　れんこん | 64 | Leu | 　た　こ | 100 | – |
| 　しいたけ | 100 | – | 　あさり | 100 | – |
| 　わかめ | 100 | – | 　くるまえび | 100 | – |
| | | | 　なまこ | 91 | Lys |

注：2007年（FAO/WHO/UNU）の評点パターンより算定。

の栄養価が高まることをアミノ酸補足効果という。植物性たんぱく質と動物性たんぱく質とを組み合わせて摂取すると，アミノ酸補足効果は顕著に認められる。食品たんぱく質の摂取時には，いろいろな食品を摂取して必須アミノ酸のバランスをよくし，個々のたんぱく質の欠点を互いに補足しあうことが重要である。

**参考文献**

髙野克己・渡部俊弘編著『パソコンで学ぶ食品化学―目で見る食品成分とその変化』三共出版，2009
豊沢功・福田満・能岡浄編著『図表食品学と食生活（第2版)』さんえい出版，1993

**演習問題**

1．たんぱく質とアミノ酸に関する記述である。**誤っている**のはどれか。1つ選べ。
  (1)　たんぱく質を構成するアミノ酸は，すべてD型である。
  (2)　たんぱく質は溶解性によって分類されるが，アルブミンは水溶性である。
  (3)　たんぱく質は電荷をもっており，電荷を失うと一般に沈殿する。
  (4)　たんぱく質は，撹拌などの物理的作用でも変性する。
  (5)　酸性アミノ酸のアスパラギン酸は旨味をもつ。

2．たんぱく質とアミノ酸に関する記述である。正しいのはどれか。1つ選べ。
  (1)　たんぱく質の加熱により，一次構造が変化する。
  (2)　変性たんぱく質は，未変性たんぱく質よりも消化酵素により分解されやすい。
  (3)　グリシンは光学活性を示す。
  (4)　コラーゲンは水に可溶なたんぱく質である。
  (5)　リシンは酸性アミノ酸である。

3．たんぱく質と含有食品に関する記述である。**誤っている**のはどれか。1つ選べ。
  (1)　アルブミンは，卵白や乳汁に含まれ，水溶性の単純たんぱく質である。
  (2)　グロブリンは，大豆や筋肉に含まれ，水には溶けにくい。
  (3)　カゼインは，牛乳やチーズに含まれる糖たんぱく質である。
  (4)　グルテリンは，小麦や米に含まれ，水，塩溶液に不溶である。
  (5)　リゾチームは，溶菌活性を有し，卵白に存在するたんぱく質である。

4．たんぱく質とアミノ酸に関する記述である。正しいのはどれか。1つ選べ。
  (1)　アミノ酸の溶解度は，等電点付近で最大となる。
  (2)　たんぱく質のアミノ酸配列を二次構造という。
  (3)　たんぱく質は，pHの変化では変性しにくい。
  (4)　必須アミノ酸含有量が多いほど，アミノ酸価は高い。

40　第 2 章　食品の成分

(5)　コラーゲンは，繊維状たんぱく質である。

5．60〜90％ アルコール溶液に可溶な食品たんぱく質である。正しいのはどれか。1 つ選べ。
(1)　グリシニン
(2)　グルテニン
(3)　コラーゲン
(4)　オリゼニン
(5)　ツェイン

6．食品のたんぱく質変性に関する記述である。正しいのはどれか。1 つ選べ。
(1)　ピータンは，酸変性を利用した食品である。
(2)　ヨーグルトは，表面変性を利用した食品である。
(3)　たんぱく質溶液に加える塩類濃度を高め，たんぱく質を沈澱させる操作を塩析という。
(4)　食品中の還元糖とたんぱく質が，アミノ・カルボニル反応すると有効性リシンが増加して栄養価が高まる。
(5)　湯葉，かまぼこ，ところてんは，たんぱく質の変性を利用した食品である。

7．たんぱく質に関する記述である。**誤っている**のはどれか。1 つ選べ。
(1)　グロブリンは水に不溶で薄い塩溶液に可溶な単純たんぱく質であり，ミオシンやアクチンがその例である。
(2)　グルテリンやプロラミンは水や塩溶液に不溶で，酸やアルカリの溶液に可溶なたんぱく質であるが，グルテリンは 60〜90％ のエタノールに溶ける。
(3)　プロタミンにはクルペイン，サルミン，チニンなどが属する。
(4)　牛乳中の主要たんぱく質はカゼインであるが，酸を添加して pH を 4.5 にすると沈殿する。
(5)　ヘム色素など金属ポルフィリンが結合している複合たんぱく質を色素たんぱく質といい，筋肉中のミオグロビンなどがある。

8．たんぱく質に関する記述である。正しいのはどれか。1 つ選べ。
(1)　リシン，アルギニン含量の高いペプチド鎖は疎水性領域を形成しやすい。
(2)　卵白中のアビジンは，ビオチンと結合してその利用性を高める。
(3)　フェリチンは，酸素運搬に関与する非ヘム鉄たんぱく質である。
(4)　たんぱく質の変性は，超音波処理や紫外線照射では起こらない。
(5)　たんぱく質の栄養価を評価する化学的なものに，アミノ酸スコアがある。動物性食品のそれは 100 か 100 に近いが，植物性食品の穀類や野菜はそれより劣るものが多い。

## 2-3 脂質

　脂質は，一般に水に溶けず，エーテル，クロロホルム，メタノール，アセトンなどの有機溶媒に溶ける生体物質や生物由来の物質の総称である。脂質の多くは炭素，水素，酸素の3種の元素から構成されるが，リン，窒素，硫黄，糖などを含むものもある。

### 1 脂肪酸

　脂肪酸は脂質を構成する主な成分であり，酸やアルカリ，リパーゼなどの酵素により加水分解され遊離する。脂肪酸は，鎖状炭化水素分子の末端にカルボキシ基をもつ化合物で，一般にR-COOHで表す。天然に存在する脂肪酸は，大部分が偶数個の炭素が直鎖状に結合しており，一般に炭素数4～6を短鎖脂肪酸，8～12を中鎖脂肪酸，14以上を長鎖脂肪酸（高級脂肪酸）とよぶ場合が多い。自然界では炭素数16と18が多く存在する。

　脂肪酸は炭化水素鎖中に二重結合のない飽和脂肪酸と，二重結合を含む不飽和脂肪酸に分けられる。不飽和脂肪酸は，二重結合の数により[*8]，一価不飽和脂肪酸（モノエン酸：1個）とよび，ジエン酸（2個），トリエン酸（3個），テトラエン酸（4個）とつづき，ジエン酸以上を多価不飽和脂肪酸（ポリエン酸）といい，テトラエン酸以上を高度不飽和脂肪酸という。二重結合には，シス型（船底型）とトランス型（いす型）[*9]の2種の幾何異性体があり，天然の不飽和脂肪酸の多くはシス型であるが，硬化油など加工油脂を利用したマーガリンなどの脂質中にはトランス脂肪酸が数～十数％含まれるほか，自然界では反芻動物の体内で微生物により産生したトランス脂肪酸が乳や肉の脂質中に数％含まれる。

　脂質の多くを占める油脂の分類を**図2-3-1**に，主な油脂の脂肪酸組成を**表2-3-1**に，食品に含まれる主要脂肪酸を**表2-3-2**に示した。

　また，**図2-3-2**に示すように，シス型の不飽和脂肪酸は，二重結合部分で大きく屈折するため，直鎖状の飽和脂肪酸やトランス脂肪酸とは形態が大きく異なる。不飽和脂肪酸の二重結合の位置は，メチル基末端の炭素から数えて最初の二重結合の位置で示し，オレイン酸ではn-9，リノール酸ではn-6となる。

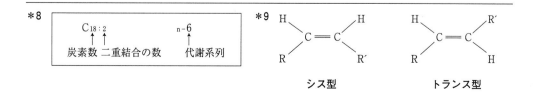

42　第2章　食品の成分

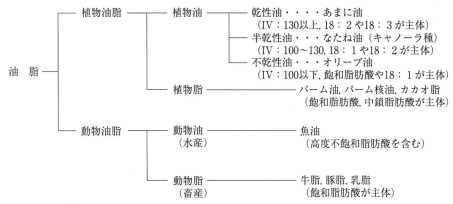

\*IV：ヨウ素価　iodine value

図2-3-1　油脂の分類と主な構成脂肪酸

表2-3-1　主な油脂の脂肪酸組成

| | 油脂 | 12:0 | 14:0 | 16:0 | 18:0 | 18:1 n-9 | 18:2 n-6 | 18:3 n-3 | 20:5 n-3 | 22:6 n-3 | 22:1 n-9 | 融点・凝固点(℃) | けん化価 | ヨウ素価 |
|---|---|---|---|---|---|---|---|---|---|---|---|---|---|---|
| 植物油 | **オレイン酸・リノール酸型** | | | | | | | | | | | | | |
| | 大豆油 | | | 10.3 | 3.8 | 24.3 | 52.7 | 7.9 | | | | −7〜−8 | 188〜196 | 114〜138 |
| | なたね油（従来種） | | | 3.4 | 1.2 | 16.5 | 16.2 | 9.5 | | | 41.4 | − | − | − |
| | なたね油（キャノーラ種） | | | 3.9 | 1.8 | 57.9 | 21.8 | 11.3 | | | 1.0 | 0〜−12 | 167〜180 | 94〜107 |
| | とうもろこし油 | | | 11.2 | 2.1 | 34.7 | 50.5 | 1.5 | | | | −10〜−18 | 187〜198 | 88〜147 |
| | 綿実油 | | 0.7 | 20.0 | 2.4 | 18.4 | 56.9 | 0.5 | | | | 4〜−6 | 189〜197 | 88〜121 |
| | サフラワー油 | | | 7.3 | 2.6 | 13.4 | 76.4 | 0.2 | | | | −5 | 186〜194 | 120〜150 |
| | オリーブ油 | | | 9.9 | 3.2 | 75.0 | 10.4 | 0.8 | | | | 0〜6 | 185〜197 | 75〜90 |
| | **α−リノレン酸型** | | | | | | | | | | | | | |
| | あまに油 | | | 6.6 | 2.9 | 14.5 | 15.4 | 60.6 | | | | −18〜−27 | 187〜197 | 168〜190 |
| 植物脂 | **飽和脂肪酸・オレイン酸型** | | | | | | | | | | | | | |
| | パーム油 | | 1.0 | 44.2 | 4.5 | 39.3 | 9.6 | 0.3 | | | | 27〜50 | 196〜210 | 43〜60 |
| | **ラウリン酸型** | | | | | | | | | | | | | |
| | パーム核油 | 47.3 | 16.4 | 9.1 | 2.3 | 16.8 | 0.3 | | | | | 25〜30 | 240〜257 | 12〜20 |
| | **カカオ脂** | | | | | | | | | | | | | |
| | カカオ脂 | | | 25.6 | 34.6 | 34.7 | 3.3 | | | | | 32〜39 | 199〜202 | 29〜38 |
| 動物油 | **動物油（水産）** | | | | | | | | | | | | | |
| | まいわし（生） | | 7.9 | 19.0 | 3.3 | 13.0 | 2.6 | 1.0 | 13.0 | 10.7 | | − | 188〜205 | 163〜195 |
| | くろまぐろ（脂身，生） | | 4.0 | 15.5 | 4.9 | 20.7 | 1.5 | 0.9 | 6.4 | 13.2 | | − | − | − |
| 動物脂 | **動物脂（畜産）** | | | | | | | | | | | | | |
| | 牛脂\* | | 3.0 | 25.6 | 17.6 | 43.0 | 3.3 | 0.3 | | | | 45〜48 | 193〜203 | 35〜48 |
| | 豚脂 | | 2.0 | 26.5 | 12.1 | 42.5 | 9.8 | 0.7 | | | | 28〜48 | 193〜202 | 46〜70 |
| | 乳脂 | 3.7 | 12.0 | 29.6 | 11.1 | 24.6 | 2.6 | 0.7 | | | | 35〜50 | 190〜202 | 25〜60 |

資料：「日本食品標準成分表 2020 年版（八訂）」，日本油脂化学協会編「油脂化学便覧（改訂 3 版）」丸善出版，1990，
　　＊杉田浩一ほか編『新版日本食品大辞典』医歯薬出版，2017

表2-3-2 食品中の主要脂肪酸

| | 名 称 | 略 号 (炭素数:二重結合数) | 系 列 | 融 点 (℃) |
|---|---|---|---|---|
| 飽和脂肪酸 | ブタン酸（酪酸） | 4:0 | - | -7.9 |
| | ヘキサン酸 | 6:0 | - | -3.4 |
| | オクタン酸 | 8:0 | - | 16.7 |
| | デカン酸 | 10:0 | - | 31.6 |
| | ラウリン酸 | 12:0 | - | 44.2 |
| | ミリスチン酸 | 14:0 | - | 53.9 |
| | パルミチン酸 | 16:0 | - | 63.1 |
| | ステアリン酸 | 18:0 | - | 69.6 |
| | アラキジン酸 | 20:0 | - | 77.5 |

| | 名 称 | 略号 | 系列 | 融点(℃) |
|---|---|---|---|---|
| 不飽和脂肪酸 | モノエン酸 | | | |
| | オレイン酸 | 18:1 | n-9 | 13.4 |
| | エライジン酸 | trans 18:1 | n-9 | 46.5 |
| | エルカ酸(エルシン酸)注1 | 22:1 | n-9 | 33.8 |
| | ポリエン酸 | | | |
| | リノール酸 | 18:2 | n-6 | -5.1 |
| | α-リノレン酸 | 18:3 | n-3 | -11.0 |
| | Γ-リノレン酸 | 18:3 | n-6 | -11.0 |
| | アラキドン酸 | 20:4 | n-6 | -49.5 |
| | イコサペンタエン酸(IPA)注2 | 20:5 | n-3 | -54.1 |
| | ドコサヘキサエン酸(DHA) | 22:6 | n-3 | -44.3 |

注1：なたね油の主要脂肪酸。ラットで心臓の壊死を引き起こすとされ，品種改良したオレイン酸を主要脂肪酸とするキャノーラ種が用いられる。
注2：エイコサペンタエン酸（EPA）ともいう。

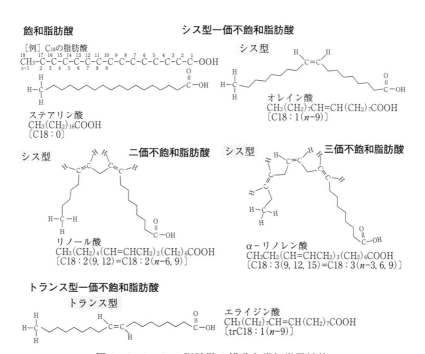

図2-3-2 C18脂肪酸の構造と幾何学異性体

## 2 脂質の種類

脂質は一般に単純脂質，複合脂質，誘導脂質に分けられる（**表2-3-3**）。

### （1）単純脂質

単純脂質に含まれる元素は炭素，水素および酸素のみで，主に脂肪酸とアルコール

表2-3-3 脂質の分類

| 分類 | | 名称 | 構成 | 具体例 |
|---|---|---|---|---|
| 単純脂質 | | 油脂（トリ・ジ・モノアシルグリセロール）<br>ロウ<br>ステロールエステル | 脂肪酸・グリセロール<br><br>脂肪酸・高級アルコール<br>脂肪酸・ステロール | 食用油脂<br><br>蜜ロウ，鯨ロウ，木ロウ |
| 複合脂質 | リン脂質 | グリセロリン脂質<br><br><br><br>スフィンゴリン脂質 | グリセロール・脂肪酸・リン酸<br>上記＋コリン<br>上記＋エタノールアミン<br>上記＋セリン<br>スフィンゴシン・脂肪酸・リン酸・コリン | <br>レシチン（ホスファチジルコリン）<br>ケファリン（ホスファチジルエタノールアミン）<br>ホスファチジルセリン<br>スフィンゴエミリン |
| | 糖脂質 | グリセロ糖脂質<br>スフィンゴ糖脂質 | グリセロール・脂肪酸・糖<br>スフィンゴシン・脂肪酸・糖 | ジガラクトシルジアシルグリセロール<br>セレブロシド（単糖）<br>ガングリオシド（糖鎖） |
| 誘導脂質 | | ステロール<br><br><br><br>脂溶性ビタミン<br>脂溶性色素<br>炭化水素 | | コレステロール（動物）<br>フィトステロール（植物）<br>β-シトステロール<br>エルゴステロール（菌類）<br>ビタミンA・D・E・K<br>カロテノイド，クロロフィル<br>スクワレン |

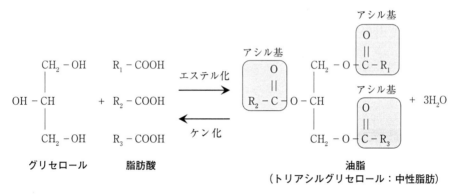

図2-3-3 油脂の構造

からなるエステルである。アルコールの種類により油脂（トリアシルグリセロール，中性脂肪ともいう），ロウ（ワックス），ステロールエステルなどがある。

### ① 油脂

食品中の油脂は，グリセロール（グリセリン）の3つの水酸基（-OH）に脂肪酸が3分子エステル結合したトリアシルグリセロールである（**図2-3-3**）。食用油脂や食用油脂原料となる動植物油脂の主成分はトリアシルグリセロールで，95～98％と大部分を占める。常温で液体の場合は油（oil），固体の場合は脂（fat）とよび，これらを合わせ油脂という。油脂の構成脂肪酸の種類と割合が，物理化学的性質や栄養価に大きく影響する。グリセロールに脂肪酸が2分子エステル結合したものをジアシルグリセロール，1分子結合したものをモノアシルグリセロールという。

### ② ロウ（ワックス）

ロウは一価の長鎖アルコール（炭素数24～36）と，長鎖飽和脂肪酸（炭素数16以上）

のエステルである。植物では葉，茎，果皮，種子などに，動物では皮膚，羽毛などに存在し，表面の保護や防水などの機能性をもつ。ロウの長鎖アルコールは融点が50～100℃と高いため，通常，固体で存在し，極めて安定な物質である。食品中に含まれることはほとんどなく，人の消化酵素では分解されないため栄養的価値はない。

### （2）複合脂質（図2-3-4）

脂肪酸とアルコールのほかに，リン酸を含むリン脂質や糖を含む糖脂質がある。

#### ① リン脂質

リン脂質は分子中にリン酸を含み，生物では後述の糖脂質やコレステロールとともに細胞膜など生体膜を構成する主要成分である。グリセロールを骨格とするグリセロリン脂質と，スフィンゴシンを骨格とするスフィンゴリン脂質に分けられる。

グリセロリン脂質は，グリセロールに脂肪酸2分子とリン酸がエステル結合したもので，グリセロールの1位と2位の炭素に脂肪酸が，3位にリン酸がエステル結合したものをホスファチジン酸といい，C1位には飽和脂肪酸，C2位には不飽和脂肪酸が結合する場合が多い。脂肪酸がエーテル結合したものやアルコールの種類では，ホスファチジン酸にコリンが結合したレシチン（ホスファチジルコリン），エタノールアミンが結合したケファリン（ホスファチジルエタノールアミン）のほか，セリン，イノシトールなどの場合もある。リン脂質の構成脂肪酸には，アラキドン酸などポリエン酸も多く酸化しやすい。

食品ではレシチンが代表的で，同じ分子内に親水性（ホスホコリン基）と疎水性（脂肪酸エステル）部位をもつため，乳化作用がある。特に，大豆や卵黄に多く含まれる

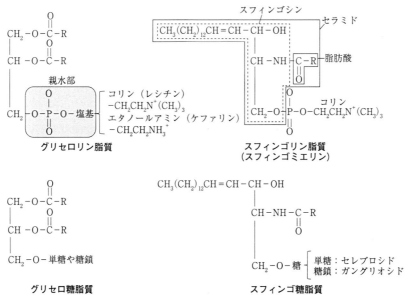

図2-3-4　リン脂質と糖脂質の構造

ため，抽出して乳化剤として加工食品に広く利用されている。

パルミチン酸とセリンから合成するスフィンゴシン（炭素数18の長鎖アミノアルコール）は，グリセロールの2位の炭素がアミノ基（-NH2）に置換され，1位の炭素に長鎖アルキル基が結合している。スフィンゴリン脂質は，このスフィンゴシンのアミノ基に脂肪酸がアミド結合したセラミドのリン脂質で，脳や神経に多く存在するスフィンゴミエリンなどがある。

### ② 糖脂質

糖脂質は糖を結合した脂質で，グリセロ糖脂質，スフィンゴ糖脂質などがあり，エネルギーの供給や細胞認識の標識として重要である。真核生物の細胞膜表面でリン脂質と結合し，膜表面に突出するように存在する。

グリセロ糖脂質は，ジアシルグリセロールに単糖や糖鎖（オリゴ糖）が結合したもので，植物や細菌のほか，動物にも存在する。ガラクトースが結合したものが多く，モノやジガラクトシルジアシルグリセロールは高等植物の葉緑体に多く含まれ，光合成に関与している。スフィンゴ糖脂質は，スフィンゴシンで脂肪酸と単糖やオリゴ糖が結合したもので，動物組織に多く存在する。糖が単糖であるものをセレブロシドといい，ガラクトセレブロシドやグルコセレブロシドがある。また，糖鎖の場合をガングリオシドといい，糖鎖にシアル酸を含有するなど非常に複雑な構造をもち，特異的認識性を示す。動物の脳や神経細胞に多く含まれる。

### （3）誘導脂質

誘導脂質は，単純脂質や複合脂質から加水分解により生じた疎水性化合物のほか，生体内で遊離し存在する各種イソプレノイドも含む。脂肪酸，テルペノイド，ステロイド，カロテノイドなど多くの種類があり，体の構成，エネルギー貯蔵，ホルモンなどの生理活性物質として重要である。ステロールは，これ以上加水分解されない不ケン化物の一種で，4個の炭化水素環（ステロイド骨格）のA環のC3位に水酸基（-OH）が結合したステロイドアルコールの総称である。ステロイド骨格の二重結合の位置や側鎖の違いにより，多くの種類がある（図2-3-5）。

動物ではコレステロール，植物ではフィトステロールという。コレステロールは細胞膜の一部を構成するほか，胆汁酸，性ホルモン，ビタミンDの前駆体として重要である。コレステロールは，人体内での合成量に加え食品からの摂取が過剰の場合，動脈硬化など生活習慣病の原因となる。フィトステロールではβ-シトステロールやスチグマステロールなどがあり，コレステロールの吸収を抑制する。

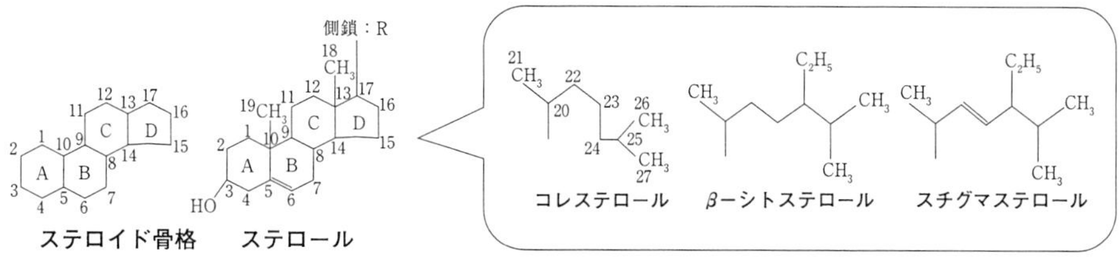

2-3 脂質 47

図2-3-5 ステロールの構造

### ③ 油脂の物理的・化学的性質と試験法

#### （1）油脂の融点

油脂の性質は融点が重要となるが，これは脂肪酸の組成による。飽和脂肪酸では短鎖のほうが融点は低く，常温では液体で揮発性を示し，鎖長が長くなるほど融点は高くなる。牛乳では，人乳に比べ乳脂肪に含まれるブタン酸，オクタン酸，デカン酸など短・中鎖飽和脂肪酸が多く，特有の香気を示す。長鎖飽和脂肪酸は，融点が高く常温では固体である。一方，不飽和脂肪酸は自然界ではシス型が多いが，二重結合部で構造が大きく屈折するため，分子鎖が整列・結晶化できず融点は低下する。

**表2-3-2**に示したように，同じ炭素数18でも，融点はステアリン酸69.6℃＞オレイン酸13.4℃＞リノール酸−5.1℃＞α−リノレン酸−11℃と，二重結合が多いほど融点は低い。また，トランス型不飽和脂肪酸の融点は，二重結合部分が飽和脂肪酸と同様に直鎖状となるため，炭素数18のエライジン酸46.5℃のように，シス体に比べ融点が高くなる。

#### （2）テンパリング（調温）

本来は焼き戻しの意味だが，チョコレート製造においてカカオ脂を安定した結晶構造にする調温工程をいう。結晶構造が不安定な場合，融点も変化するため，口どけのなめらかさとつやのあるチョコレートをつくるには，結晶の融点より高い温度で溶解後，40℃まで冷却し，かたさがでるまで撹拌しながら安定した結晶構造を形成させる。温度管理，調温の時間，撹拌の程度に大きく影響を受ける。

#### （3）水素添加（硬化油）

マーガリンやショートニングの製造において，硬度など物性改善や酸化安定性に利用される工程をいう。植物油や魚油をニッケルなどの触媒存在下で水素と反応させると，不飽和脂肪酸の二重結合に水素が付加して飽和化するため，融点が上がり硬化（固体）する。また，水素添加の際，一部天然不飽和結合がシス型からトランス型に異性化し，直鎖状構造をもつトランス脂肪酸が生成する[10]。

飽和脂肪酸，トランス脂肪酸，コレステロールの過剰摂取は，動脈硬化が進行し心疾患のリスクを高めるため，2003（平成15）年，WHO（世界保健機関）ではトランス

脂肪酸について，摂取量が全エネルギーの1％未満と勧告している。日本人の1日に摂取するトランス脂肪酸の平均は全エネルギー中0.6％と少なく，現在，規制はない。しかし，消費者庁のガイドライン（2011年2月）では表示の義務化に向け飽和脂肪酸，コレステロールとともに含有量表示を関連団体に要請している。

### （4）エステル交換

油脂にナトリウムメトキシド，水酸化ナトリウム，酵素などの触媒を加え加熱し，グリセロールに結合した脂肪酸を分子内・間で交換する。油脂の融点，かたさが改善するため，カカオ脂やラードなどの品質改良に利用される。何も加えなければエステル交換で脂肪酸組成は変化しない。また，触媒は油脂精製過程で除かれる。

### （5）乳 化

水と油のように通常状態では分離する2種の液体が，構造内に親水基と疎水基（親油基）をもち，界面活性作用を示すレシチンなど複合脂質や特定のたんぱく質など乳化剤を用いて，分散媒である液体に小滴として液体が分散して分離せずに混ざることを乳化といい，この乳化物をエマルション（乳濁液）という。

エマルションには，マヨネーズ，生クリームなど水に油滴が分散した水中油滴型(O/W型)と，バターやマーガリン（マーガリンはW/O型のほか，O/W型および両者を兼ね合わせた二重乳化型もある）など，油に水滴が分散した油中水滴型（W/O型）がある。マヨネーズとバターは同程度の脂質含有率だがエマルションのタイプは異なり，食味は分散媒の影響を受けるためバターのほうがくどく感じる。また，エマルションは完全に安定ではなく，温度や物理的衝撃などにより，分離したり分散媒と分散相が逆転する転相が起こる場合もある。

### （6）油脂の物理的・化学的試験法

油脂は，放置や加熱により酸化し性状が変化する。そこで，油脂の種類や特性の判別，品質評価を行う目的で各種物理・化学的試験が行われる。油脂の種類や特性では，油脂により一定の値を示すため，この値を特数とよぶ。また，油脂の保存期間・条件などで変質し，油脂の劣化の程度を示す値を変数という。

① 化学的試験（表2-3-4）

a．油脂の定量　一般に，脂質が有機溶媒に溶解する性質を利用し，抽出して定量する。日本食品標準成分表では，固体試料にはソックスレー抽出法，液体試料にはレーゼ・ゴットリーブ法やゲルベル法，でんぷんやたんぱく質に内包された穀類などで

---

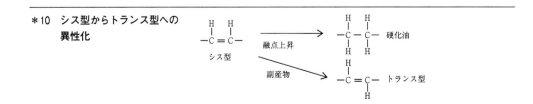

\*10　シス型からトランス型への異性化

2-3 脂質 **49**

表2-3-4 油脂の化学的特徴の指標（特数）と変質の程度の指標（変数）

**●化学的特徴の指標**

| 特数 | ヨウ素価<br>(iodine value：IV) | 脂肪酸の<br>不飽和度 | 油脂100gに付加されるヨウ素のg数<br>IV 130以上（乾性油）<br>IV 100～130（半乾性油）<br>IV 100以下（不乾性油） | 100g $-C=C-$ ($I_2$が付く)　100g $-C-C-$ ($I_2$が付かない)<br>二重結合が多いとヨウ素価が高い |
| --- | --- | --- | --- | --- |
| | ケン化価<br>(saponification<br>value：SV) | 脂肪酸の分<br>子の大きさ | 油脂1gを加水分解するのに必要な<br>KOHのmg数<br>脂肪酸の分子量が小さいほどSVは<br>大きい | ケン化価 大 1g　ケン化価 小 1g<br>分子数：多，分子量：小　分子数：少，分子量：大 |

**●変質の程度の指標**

| 変数 | 酸価<br>(acid value：AV) | 油脂の酸敗<br>分解の程度 | 遊離脂肪酸含量（油脂1gを中和す<br>るのに要するKOHのmg数）<br>AV 0.1以下（新鮮な植物油）<br>AV 1以下（揚げ処理用油脂）<br>AV 3以上（食用に不適） | 新しい油<br>トリアシルグリセロール |
| --- | --- | --- | --- | --- |
| | 過酸化物価<br>(peroxide value：PV) | 油脂の初期<br>酸敗の程度 | 油脂の過酸化物量（油脂1kg中の<br>過酸化物のmg当量数）<br>即席めんの油脂の成分規格：PVは<br>30以下 | 古い油<br>　　　　　　　　指標<br>遊離脂肪酸 → AV<br>ROOH ヒドロキシペルオキシド → PV<br>$>C=O$ カルボニル化合物 → CV<br>$-CHO$ アルデヒド類 → TBARS |
| | カルボニル価<br>(carbonyl value：CV) | 油脂の後期<br>酸敗の程度 | 過酸化物の分解物カルボニル化合物<br>の量（油脂1kgに含まれるカルボ<br>ニル化合物のmg当量数） | |
| | チオバルビツール酸<br>反応性物質量<br>(TBARS) | 油脂の酸敗<br>の程度 | TBA反応性物質量（油脂の酸化生<br>成物のアルデヒド類にTBAを作用<br>させ生じる赤色色素量を油脂1g当<br>たりの吸光度で表す） | |

資料：谷口亜樹子・松本憲一・古庄律著『基礎から学ぶ食品化学実験テキスト』建帛社，2014を一部改変

は酸分解法，リン脂質が多く水分含量が高い食品ではクロロホルム・メタノール混液抽出法を利用する。

**b．脂肪酸組成**　脂肪酸は脂質の主要構成成分で，その種類によりさまざまな生理活性を有する栄養成分であり，公表により各分野において活用が期待されることから，「五訂増補日本食品標準成分表」（2005年）より脂肪酸成分表が公表された。脂質を抽出・エステル化後，水素炎イオン化（FID）検出－ガスクロマトグラフ（GLC）法により分析する。

**c．ヨウ素価（iodine value：IV）**　油脂の構成脂肪酸の不飽和度を知る指標として用い，油脂100gに結合するヨウ素のg数で示す。ウィイス法により油脂にヨウ素などハロゲンを作用させると，不飽和脂肪酸の二重結合部分に定量的にヨウ素が結合する。魚油など不飽和度が高い脂肪酸を多く含むほど，ヨウ素価は高くなる。植物油では

50　第2章　食品の成分

ヨウ素価100以下を不乾性油，100〜130を半乾性油，130以上を乾性油に分類する。

d．ケン化価（saponification value：SV）　油脂の構成脂肪酸の平均分子量を知る指標として用い，油脂1gをケン化するのに要する水酸化カリウム（KOH）のmg数で示す。ケン化は，油脂を水酸化カリウムなどを含むアルコール溶液で加水分解すると，グリセロールと脂肪酸カリウム（石けん）が生成する反応である。短鎖脂肪酸の多い比較的低分子量の乳脂肪やパーム油などの油脂では，1g当たりのエステル結合数が多く，ケン化価は高くなる。

e．ライヘルト・マイスル価　油脂中の短鎖脂肪酸（酪酸，ヘキサン酸等）含量を示す。また，類似したものに炭素数8〜12の中鎖脂肪酸の含量を示すポレンスケ価がある。短・中鎖脂肪酸は低分子量で水蒸気とともに揮発しやすいため，これら脂肪酸を含む油脂の純度や鑑別に用いる。

f．酸価（acid value：AV）　油脂の精製度や鮮度の指標として用い，油脂1gに含まれる遊離脂肪酸を中和するのに要するKOHのmg数で示す。市販の精製油脂は0.1以下だが，油脂の精製度，保存期間や条件により値が高くなる。

g．過酸化物価（peroxide value：POV, PV）　油脂の自動酸化に伴う初期段階の変敗の指標となる。油脂1kg当たりの過酸化物のmg当量数で示す。不飽和脂肪酸の二重結合は，不安定なため酸化され過酸化物を生じる。新鮮な油の値は0に近いが，開栓後は常温でも徐々に酸化劣化が生じる。油を加熱した熱酸化では，過酸化物が速やかに分解・減少し過酸化物価は低くなるため，加熱油では判定できない。

h．カルボニル価（carbonyl value：COV, CV）　油脂の自動酸化や熱酸化による変敗の指標となる。油脂1kg当たりのカルボニル化合物のmg当量数で示す。油脂の酸化で生じた過酸化物は不安定なため分解され，アルデヒドやケトンなど低分子カルボニル化合物が生成する。2,4−ジニトロフェニルヒドラジンによる比色定量法を用いる。

i．チオバルビツール酸反応性物質量：TBA価（thiobarbituric acid value）　油脂や食品，畜肉や魚肉などの生体組織の酸化の指標として広く利用される。チオバルビツール酸（TBA）は，過酸化物や二次生成物のカルボニル化合物と反応し赤色色素を生成するため，これを比色定量して油脂1g当たりの吸光度（532nm）で示す。

　②　物理的試験

a．比重　比重ビンに油脂を規定量入れた際の重量と同体積の水との比で示す。油脂の比重は構成脂肪酸により異なり，不飽和度，短鎖およびオキシ酸の増加に伴い高くなる。天然油脂では15℃で0.91〜0.95と水より低い。

b．屈折率　構成脂肪酸の長鎖，不飽和度，ヒドロキシ酸，共役結合の増加により大きくなる。油脂では遊離脂肪酸より大きく酸化劣化でも増大するが，水素添加した硬化油では低下する。測定にはアッベ屈折計を用いる。

c．融点・凝固点　油脂の融点は固体が液体に転換する温度で，毛細管法で測定する。

油脂の融点は，種々の異なるトリアシルグリセロール分子が混在するためばらつきがある。不飽和度が高く，短鎖脂肪酸ほど融点は低くなる。凝固点は液体油を徐々に冷却した際，固体脂の析出とともに凝固熱が発生する。この上昇熱の最高到達温度を凝固点というが，融点同様ばらつきがある。

d．**粘度**　油脂は長鎖化合物のため，特有の粘度を示す。構成脂肪酸に長鎖脂肪酸や不飽和度が高いもの，ヒドロキシ酸やエポキシ酸を含むと増加する。測定には毛細管粘度計を用いるが，測定温度に大きく影響するため注意する。

e．**発煙点・引火点・燃焼点**　いずれも大気下での油脂の加熱安定性を示し，加熱を伴う加工や使用に際し有用となる。発煙点は油脂の熱分解や夾雑物の連続的な揮発が認められる最低温度，引火点は瞬間的な燃焼，燃焼点は継続的に燃焼しガス化する温度である。発煙点は加熱酸化に伴い低くなり，加熱しても170℃未満，酸価2.5以上，カルボニル価50以上に該当する油脂は新しい油脂と交換する[11]。

### ❹ 脂質の酸化

食品の調理，加工・貯蔵中に起こる劣化は，分解や重合など酸化反応が主体だが，脂質の酸化は代表的な一つである。脂質の酸化は粘度増加，固化，不快臭，苦味，着色を生じ，栄養性，嗜好性および安全性が低下するが，これは主に油脂中の不飽和脂肪酸が酸化するためで，変敗や酸敗（酸を生成する場合が多い）という。油脂の酸化には自動酸化，熱酸化，光増感酸化，酵素酸化があるが，特に自動酸化が問題となる。

#### （1）自動酸化（図2-3-6）

油脂は空気中の酸素に触れると次第に酸化する。空気中の光や紫外線などによって，不飽和脂肪酸から水素が引き抜かれ，ラジカルを生成するラジカル反応が起こる（開始反応）。ラジカルは極めて不安定で反応性に富み，酸素と結合してペルオキシラジカルになり，さらにほかの脂肪酸より水素を引き抜いて新たにラジカルを生成し，自身はヒドロペルオキシド（過酸化物）となる。このラジカル反応は，酸素と不飽和脂肪酸のある限り連鎖反応的に継続し，過酸化物が蓄積する（成長反応）。二重結合を2個以上もつ多価不飽和脂肪酸では，二重結合の間に挟まれた活性メチレン基が存在するため，不飽和度が高いほど水素の引き抜きが速く，過酸化速度[12]は速くなる。未酸化の不飽和脂肪酸が減少すると，ラジカル同士が反応して反応が停止する（停止反応）。

自動酸化は酸素，熱，光，水分，金属イオン，酵素などにより促進される。さらに，蓄積した過酸化物は下痢や腹痛の要因となるが，次第に分解または重合して減少し，

---

[11]　**油脂の交換**：厚生省「弁当及びそうざいの衛生規範について」昭和54年6月29日環食第161号より
[12]　**過酸化速度**：オレイン酸1倍に対しリノール酸約24倍，リノレン酸約44倍

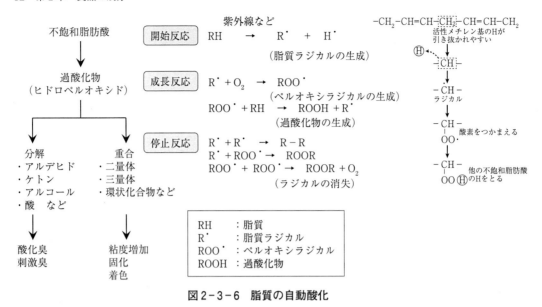

図2-3-6 脂質の自動酸化

前者ではアルデヒド，ケトン，アルコールなど低分子カルボニル化合物となり，酸化臭や刺激臭などの悪臭となる。後者の重合物は二・三量体，環状化合物として粘度増加，固化，着色を引き起こす（分解・重合反応）。

### （2）熱酸化

揚げ物などでは油脂を180℃前後に加熱する際，油脂表面では酸素と接触し激しい酸化反応が起こる。これを熱酸化という。過酸化物を生成する過程は自動酸化と同じラジカル反応だが，生成した過酸化物は高温のため速やかに熱分解し，低分子カルボニル化合物やラジカルに分解されるため過酸化物は蓄積しない。また，継続して加熱すると熱分解・重合が進行して，粘度増加，固化，着色を起こすほか，揚げ物による胸焼けの原因となるアクロレインや嘔吐・下痢を起こす毒性重合物が生成される。

### （3）光増感酸化

油脂に混在するクロロフィルやその分解物であるフェフォルバイド，リボフラビンなどの光増感剤は，可視光の照射により励起状態（高エネルギー）となり，空気中の三重項酸素（$^3O_2$）を1,000倍以上反応性の高い一重項酸素（$^1O_2$）に変える。$^1O_2$は，二重結合の炭素に直接付加し，過酸化物を生成する。これを光増感酸化という。過酸化物が分解したラジカルは自動酸化を起こす。

### （4）酵素酸化

穀類や豆類などを保存・加工する際，豆乳のように青草臭を生じる。植物に含まれるリポキシゲナーゼは，リノール酸やリノレン酸などシス型不飽和結合間の活性メチレン基より水素を引き抜き，酸素を付加して過酸化物を生成後，過酸化物は分解して青草臭のヘキサナールや，ヘキサノールなどの低分子カルボニル化合物を生成する。

2-3 脂　質　53

### （5）酸化防止法

油脂の酸化促進には酸素，熱，光，金属イオン，酵素などがあり，これらの要因を除くことで酸化を抑制する。酸化防止法は，物理的方法と化学的方法に分けられる。物理的方法には，窒素充填や真空包装などによる酸素の遮断と包装材による光の遮断，低温貯蔵による反応の抑制，鉄粉を利用した脱酸素剤などがある。化学的方法では抗酸化（酸化防止）剤の添加がある。

抗酸化剤には，① 天然由来のトコフェロール，人工的な BHA[*13] や BHT[*14] などのフェノール類やポリフェノールであるラジカル捕捉剤，② カロテノイド，トコフェロール，アミン類など $^1O_2$ を $^3O_2$ にしたり，$^1O_2$ と反応して安定化する活性酸素消去剤，③ アスコルビン酸のようにリポキシゲナーゼの作用を阻害する酵素阻害剤，④ クエン酸，EDTA，ポリリン酸などのキレート剤や，アスコルビン酸やトリメチルアミンオキシドなどの還元剤はシネルギスト剤といい，ラジカル捕捉剤と併用して抗酸化効果を増大させる。

油脂に最も利用されるトコフェロールの抗酸化性は，δ＞γ＞β＞α の順で，ビタミンE の生理活性とは逆だが，これは抗酸化性自体は弱いが効果が持続するためと考えられている。


## ⑤ 脂質と栄養

### （1）エネルギー

脂質のエネルギーは，従来，有機溶媒抽出物の重量をもとに算出していたが，たんぱく質や炭水化物と同様に脂質では脂肪酸などの構成成分が把握されず，エネルギー算定の誤差要因と指摘されていた。FAO/INFOODS（国際食糧データシステムネットワーク）は，脂質では脂肪酸のトリアシルグリセロール当量を用いることを推奨しており，これに準じ「日本食品標準成分表 2020 年版（八訂）」より，トリアシルグリセロール当量1g当たり9kcal（37 kJ）となった。しかし，トリアシルグリセロール当量が収載されていない食品では脂質量より算出されるなど，食品によって一定していないことに留意する必要がある。「日本人の食事摂取基準（2020 年版）」では，脂質の総エネルギーに占める割合（脂肪エネルギー比率）は1歳以上の男女ともに 20～30％が目標量となっている。

### （2）必須脂肪酸と生理活性物質

体内でほかの脂肪酸から合成できないため，摂取する必要がある脂肪酸を必須脂肪酸といい，欠乏により成長不良や皮膚障害などを引き起こす。ヒトやその他の動物で

---

＊13　**BHA**：Butylated hydroxyanisole（ブチルヒドロキシアニソール）

＊14　**BHT**：Butylated hydroxytoluene（ブチルヒドロキシトルエン）

54 第2章 食品の成分

は，メチル基末端から3（n-3）および6位（n-6）に二重結合を導入できず，狭義にはリノール酸とα-リノレン酸の2種とされるが，体内の合成量では必要量を満たさないことから，広義にはn-6系列ではγ-リノレン酸とアラキドン酸を，n-3系列ではイコサペンタエン酸とドコサヘキサエン酸を含めている。通常の食生活で必須脂肪酸が欠乏することはない。

必須脂肪酸を含め不飽和脂肪酸から，プロスタグランジン（PG），プロスタサイクリン（PGI），トロンボキサン（TXA），ロイコトリエン（LT）など種々の生理活性物質（イコサノイド）を局所でごく微量生成する。n-3とn-6系列では生理作用が異なるが，血小板凝集，血管透過性亢進，血管や気管支筋収縮，免疫機能などの重要な作用がある。一方で，過剰摂取による高血圧，動脈硬化，血栓，脳梗塞，アレルギー症状などの弊害も指摘されている。

---

**演習問題**

1．脂質についての記述である。正しいのはどれか。1つ選べ。
　（1）　炭素数が14個以上のものを，中鎖脂肪酸という。
　（2）　リノール酸は，n-3系の脂肪酸である。
　（3）　不飽和脂肪酸は，二重結合をもたない。
　（4）　脂質は一般に単純脂質，複合脂質，誘導脂質に分けられる。
　（5）　ヨウ素価の高い油脂は，酸化されにくい。

2．脂質についての記述である。正しいのはどれか。1つ選べ。
　（1）　多価不飽和脂肪酸は，3個以上の二重結合をもつ。
　（2）　天然に存在する脂肪酸の二重結合は，トランス型が多い。
　（3）　n-3系列の脂肪酸は，奇数個の炭素をもつ。
　（4）　魚油には，飽和脂肪酸が多い。
　（5）　オレイン酸は，n-9系列の脂肪酸である。

3．食品中の不飽和脂肪酸と，炭素数：二重結合数およびn-X系列を示したものである。正しいのはどれか。1つ選べ。
　（1）　リノール酸——18：1——n-3
　（2）　α-リノレン酸——18：3——n-6
　（3）　アラキドン酸——24：4——n-3
　（4）　イコサペンタエン酸——22：5——n-3
　（5）　ドコサヘキサエン酸——22：6——n-3

4．脂肪酸についての記述である。**誤っている**のはどれか。1つ選べ。
(1) 飽和脂肪酸は，炭素数が多いほど融点が高い。
(2) 不飽和脂肪酸は，二重結合が多いほど酸化されやすい。
(3) 短鎖脂肪酸は，長鎖脂肪酸よりもケン化価が小さい。
(4) α-リノレン酸は，体内でDHAに合成される。
(5) トランス脂肪酸は，硬化油の製造で生成する。

5．油脂と主要な構成脂肪酸についての組み合わせである。正しいのはどれか。1つ選べ。
(1) ラード（豚脂）――リノール酸
(2) オリーブ油――オレイン酸
(3) 大豆油――イコサペンタエン酸
(4) バター――α-リノレン酸
(5) なたね（キャノーラ種）油――パルミチン酸

## 2-4　炭水化物

　炭水化物は，1個のアルデヒド基（-CHO）またはケトン基（>CO）と2個以上のヒドロキシ基（-OH）をもつ化合物とその誘導体，およびその縮合体のことをいう。実際には，乳酸や酢酸のように水和物に分類できないもの，誘導糖のように窒素を含むものが存在するため，糖質というのが一般的である。糖質は，単糖，少糖（オリゴ糖），多糖に分類されている（図2-4-1）。少糖は二糖と分けずに表記される場合もある。また，体内で消化されない炭水化物は，体内で消化をうける単糖や二糖，多糖と区別して食物繊維に分類されている。炭水化物はたんぱく質や脂質とならび生物の重要なエネルギー源となる。

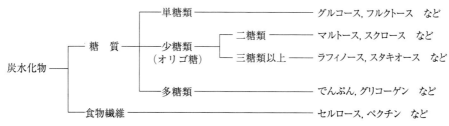

**図2-4-1　炭水化物の分類**

## 1 単糖

### （1）単糖の分類

グルコースやフルクトースのように加水分解によってそれ以上小さくならない糖質を単糖といい，糖質の最も基本的な構造単位である。これら単糖は含まれる官能基の違いや炭素の数によってさらに分類される。アルデヒド基（-CHO）をもつものをアルドース，ケトン基（=C=O）をもつものをケトースという[*15]。また，3つの炭素からなるものを三炭糖（トリオース），4つの炭素からなるものを四炭糖（テトロース），5つの炭素からなるものを五炭糖（ペントース），6つの炭素からなるものを六炭糖（ヘキソース）という（図2-4-2）。

グリセルアルデヒドの構造をよくみると，中心の炭素原子に結合している原子あるいは原子団は，すべて構造が異なることがわかる。このように，4つの結合集団が異なっている炭素原子のことを不斉炭素原子（またはキラル中心）とよぶ。このため，グリセルアルデヒドには右手と左手の関係のように重ね合わせることのできない立体構造の異なる異性体，すなわち光学異性体（エナンチオマー）が存在する。グルコースの2位〜5位の炭素もそれぞれ異なる集団が結合しているので，すべて不斉炭素原子となる（図2-4-3）。

単糖の場合は，アルデヒド基（-CHO）やケトン基（=C=O）などの還元基を上に記して，還元基から最も遠い不斉炭素原子に結合するヒドロキシ基（-OH）をもとに異性体を区別している。不斉炭素原子に結合するヒドロキシ基（-OH）が右側に描かれるものをD体（D型），左側に描かれるものをL体（L型）としている。図2-4-4に示したグルコースは，5位の炭素原子に結合している水酸基が右側であるのでD体である。なお，天然の単糖はほとんどがD体である。また，D-グルコースとD-マンノース，D-グルコースとD-ガラクトースのように，一つの特定の不斉炭素原子の周

---

[*15] アルデヒド基やケトン基を有する糖は，他の分子や原子を還元する作用を有しているので還元性があると表現される。単糖はすべて還元糖である。フェーリング反応や銀鏡反応では，この性質を利用しており，還元糖を見分けることができる。

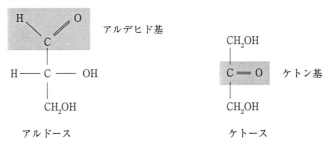

炭水化物の基本形

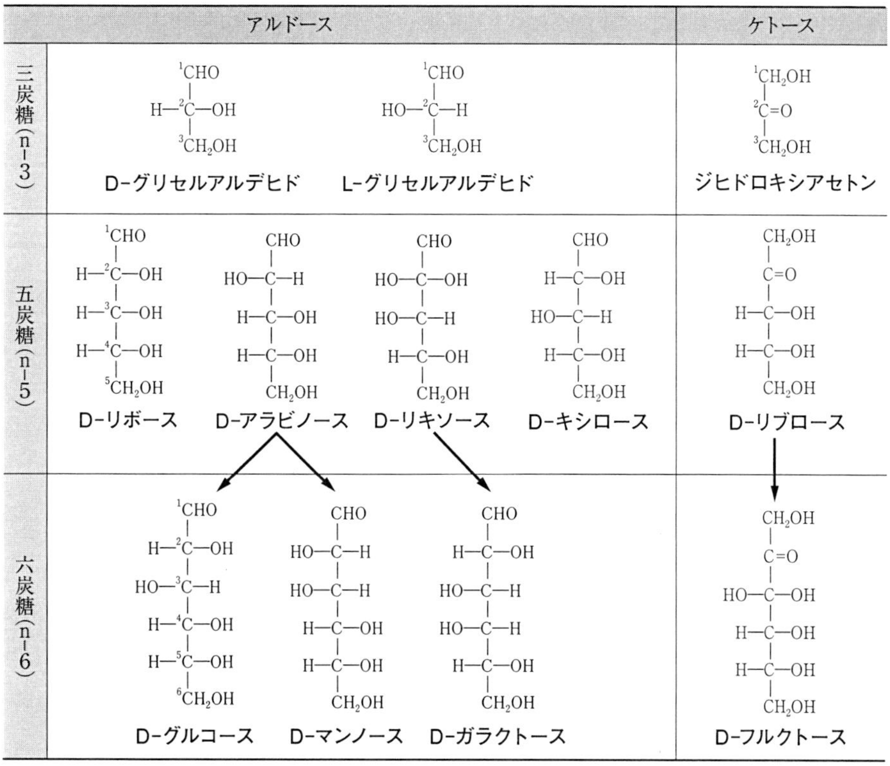

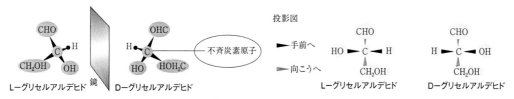

図2-4-2 官能基および炭素数の違いによる単糖の分類

図2-4-3 グリセルアルデヒドの光学異性体

辺にあるヒドロキシ基（-OH）の配置が異なる糖は互いにエピマーであるという。**図2-4-2**に示したように，D-グルコースとD-マンノースでは2位の炭素，D-グルコースとD-ガラクトースでは4位の炭素のヒドロキシ基の配置が異なっている。

加えて，グルコースのみの場合にもα型とβ型の2種の異性体が存在する。これは，グルコースなど単糖の多くが，溶液中でヘミアセタール化（アルデヒドとアルコールの反応）を起こし，環状構造を形成するためである[*16]。環状構造になると新たに不斉炭素ができる。このときの1位の炭素原子（不斉炭素原子）をアノマー炭素原子といい，アノマー位の炭素に結合するヒドロキシ基（グリコシド水酸基）[*17]が6位のCH₂OHと逆の下向きならα型，同じ向きならβ型として区別している（**図2-4-5**）。

**表2-4-1**に食品中の五炭糖と六炭糖についてまとめた。

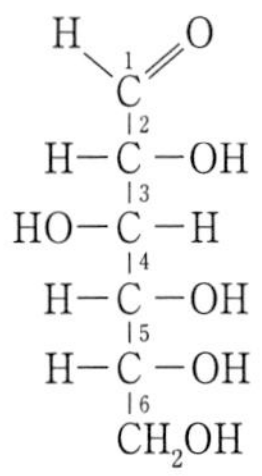

58　第2章　食品の成分

図2-4-4　D-グルコースの鎖状構造

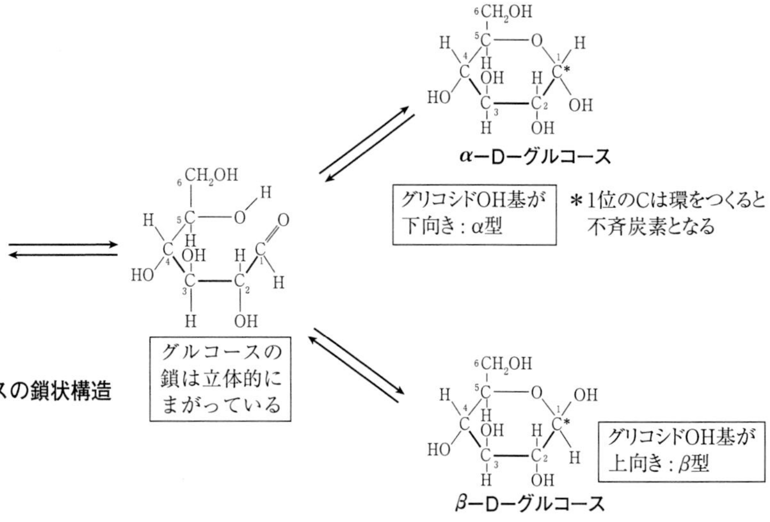

グルコースの鎖は立体的にまがっている

α-D-グルコース

グリコシドOH基が下向き：α型　　＊1位のCは環をつくると不斉炭素となる

β-D-グルコース

グリコシドOH基が上向き：β型

図2-4-5　D-グルコースの環状構造

表2-4-1　食品中に存在する主な単糖類

| 種類 | 名　称 | 所　在 | 性　質 |
|---|---|---|---|
| 五炭糖 | D-リボース | リボ核酸（RNA），ATP，補酵素（NAD，NADP）などの構成糖 | 核酸系のうま味成分であるイノシン酸，グアニル酸の構成糖 |
| | D-キシロース | たけのこに遊離の状態で存在<br>ヘミセルロース，キシラン，粘質多糖の構成糖 | |
| | L-アラビノース | 植物ガム，ペントザンの構成糖 | みそ，しょうゆの製造中にこうじかびにより大豆多糖が分解されて生じる |
| 六炭糖 | D-グルコース（ブドウ糖） | 果物，野菜などに広く存在<br>ショ糖，ラクトース，マルトース，でんぷん，セルロースなどの構成糖 | アルドースの代表的な糖<br>甘味料として利用 |
| | D-フルクトース（果糖） | 果実，はちみつに遊離の状態で存在<br>ショ糖，ラフィノース，イヌリンの構成糖 | ケトースの代表的な糖<br>甘味が強く，β-型がα-型より3倍甘い。低温ではβ-型の割合が増えるので甘味が増す |
| | D-ガラクトース | 遊離の状態ではほとんど存在しない<br>ラクトース，ラフィノース，ガラクタン，ヘミセルロースなどの構成糖 | |
| | D-マンノース | 遊離の状態ではほとんど存在しない<br>こんにゃくのグルコマンナンの構成糖 | |

＊16　グルコースの結晶はα型であるが，水に溶解すると一部がβ型になり，α：β＝38：62で平衡になる。

＊17　グリコシド水酸基は反応性が高く，ほかの水酸基と脱水縮合する。この結合はエーテル結合であるが，糖の場合はグリコシド結合とよぶ。

### （2）単糖の誘導糖

単糖から誘導されて生成するものを誘導糖という。ヒドロキシ基の酸素が脱離したデオキシ糖，カルボニル基（–CHO または＞C=O）が還元された糖アルコール，カルボキシ基をもつウロン酸やアルドン酸，窒素（N）を含むアミノ糖などがある（図2-4-6）。また，表2-4-2に食品中の主な誘導糖についてまとめた。

#### ① デオキシ糖

単糖のヒドロキシ基が還元されて（酸素が遊離する），水素原子に変わった糖で，核酸（DNA）の構成成分となる 2-デオキシ-D-リボースなどがある。

#### ② 糖アルコール

還元糖のカルボニル基（–CHO または＞C=O）が還元された糖で，グリセロール，D-キシリトール，D-ソルビトール，D-マンニトールなどがある。これらの糖は難消化性で低エネルギー甘味料として用いられる。また，溶解熱を奪うので溶けると冷涼感が生じる。

#### ③ ウロン酸

アルドースの6位の炭素の第1級ヒドロキシ基（–CH$_2$OH）が酸化されてカルボキシ基（–COOH）に変化した糖で，D-グルクロン酸や D-ガラクツロン酸，D-マンヌロン酸などがある。

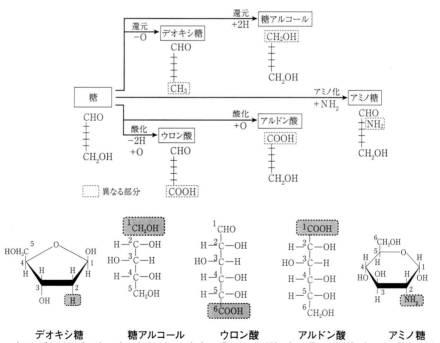

図2-4-6　誘導糖の種類

60　第2章　食品の成分

表2-4-2　食品中に存在する主な誘導糖

| 種類 | 名　称 | 生　成 | 所在と利用 |
|---|---|---|---|
| デオキシ糖 | D-デオキシリボース | リボースの還元（脱酵素） | DNA の構成糖 |
| | L-ラムノース | マンノースの還元（脱酵素） | そばや茶に含まれるルチンやかんきつ類に含まれるナリンギンの構成糖 |
| 糖アルコール | D-キシリトール | キシロースを還元 | 低エネルギー，低う蝕性甘味料でキャンデー，シュガーレスガムに使用 |
| | D-ソルビトール | グルコースを還元 | 干し柿や紅藻類，低う蝕性甘味料 |
| | D-マンニトール | マンノースを還元 | 乾燥こんぶ表面や干し柿の白い粉の成分 |
| | | | あめ，チューインガムの粘着防止剤 |
| | マルチトール | マルトースを還元 | 低エネルギー甘味料，低う蝕性甘味料 |
| ウロン酸 | D-グルクロン酸 | グルコースを酸化 | ヘミセルロース，ムコ多糖，植物ガムなどの複合多糖の構成糖 |
| | D-マンヌロン酸 | マンノースを酸化 | 褐藻類（こんぶ，わかめなど）に含まれるアルギン酸の構成糖 |
| | D-ガラクツロン酸 | ガラクトースを酸化 | ペクチン酸の構成糖 |
| アルドン酸 | D-グルコン酸 | グルコースの酸化 | 酒，清涼飲料の酸味料 |
| | | | 豆腐の凝固剤であるδ-グルコノラクトンはグルコン酸の脱水により生成 |
| アミノ糖 | D-グルコサミン | グルコースのアミノ化 | キチンの構成成分，えび，かになどの殻 |
| | D-ガラクトサミン | ガラクトースのアミノ化 | コンドロイチン硫酸の構成成分 |

④　アルドン酸

　アルドースの1位のアルデヒド基（-CHO）が酸化されて，カルボキシ基（-COOH）に変化した糖で，D-グルコン酸などがある。

⑤　アミノ糖

　ヒドロキシ基（-OH）の1つ以上がアミノ基（-NH$_2$）で置換された糖で，D-グルコサミン，D-ガラクトサミン，N-アセチル-D-グルコサミン，N-アセチル-D-ガラクトサミンなどがある。

## 2 少糖（オリゴ糖）

　同種または異種の単糖が2～10個程度結合したものを少糖（オリゴ糖）という。結合する糖のもつヒドロキシ基が互いに反応し，水分子が1つ遊離して（脱水縮合），グリコシド結合が形成される。二糖類，三糖類,四糖類などに分類される（図2-4-7）。最近は，低エネルギー，低う蝕性，整腸性等の機能をもつ少糖（オリゴ糖）が合成され，さまざまな食品に利用されている。

　表2-4-3に食品中の主な少糖類についてまとめた。

### （1）二糖類

　2つの単糖が脱水縮合し，グリコシド結合を形成しているものを二糖という。マル

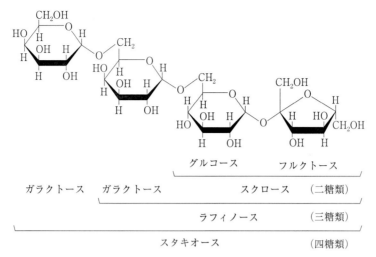

図2-4-7 主な少糖（オリゴ糖）

表2-4-3 食品中に存在する主な少糖類

| 種類 | 名　称 | 構成糖 | 所　在 | 性　質 |
|---|---|---|---|---|
| 二糖類 | マルトース（麦芽糖） | グルコース2分子 | 水あめ，麦芽 | でんぷんを酸または酵素で加水分解することで生成，還元性有 |
| | スクロース（ショ糖） | グルコースとフルクトース | さとうきび，さとうだいこん，果実など | 砂糖の成分，甘味料として使用，非還元糖 |
| | ラクトース（乳糖） | ガラクトースとグルコース | 乳汁のみに存在 人乳 約7% 牛乳 約5% | 甘味は弱い，還元性有 |
| 三糖類 | ラフィノース | ガラクトース，グルコース，フルクトース | さとうだいこん，大豆 | 非還元糖 |
| 四糖類 | スタキオース | ガラクトース2分子にグルコース，フルクトース | 大豆，ちょろぎ | 難消化性でビフィズス菌を増殖させるはたらきがある。非還元糖 |
| その他 | シクロデキストリン | グルコースが6〜12個環状に結合 | でんぷんにシクロデキストリン生成酵素を作用させてつくる | 形は円形で，その内部に脂溶性物質を包み込むことができるので食品の保香，保色，酸化防止，異臭のマスキングなどに利用 |

トース（麦芽糖），スクロース（ショ糖），ラクトース（乳糖）などがある（図2-4-8）。

① マルトース（麦芽糖）

2分子のD-グルコースがα-1,4グリコシド結合したもので，還元性がある。発芽種子，麦芽に多く含まれる。また，でんぷんをβ-アミラーゼで加水分解すると得られる。

② スクロース（ショ糖）

D-グルコースとD-フルクトースの還元性末端のアノマー炭素同士がα-1, β-2グ

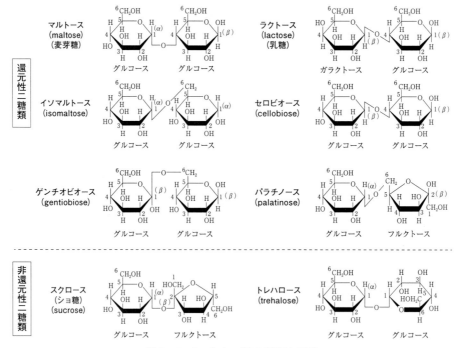

図2-4-8 主な二糖の種類と構造

リコシド結合したもので，非還元性である[*18]。砂糖の主成分であり，はちみつや果実などに多く含まれる。スクロースを希酸や酵素で加水分解すると，D-グルコースとD-フルクトースが1：1の割合で生成する。これらの糖は旋光度が変化することから，転化糖とよばれる。

### ③ ラクトース（乳糖）

D-ガラクトースとD-グルコースが$\beta$-1,4グリコシド結合したもので，還元性がある。哺乳動物の乳汁に多く，人乳には約7％，牛乳には約5％含まれている。乳糖不耐症の人は，分解する酵素（ラクターゼ）が欠損しているためラクトースを摂取するとおなかがゆるくなる。

### ④ その他

そのほかの二糖類として，イソマルトース（グルコース2分子が$\alpha$-1,6結合したもの，還元性），セロビオース（グルコース2分子が$\beta$-1,4結合したもの，還元性），ゲンチオビオース（グルコース2分子が$\beta$-1,6結合したもの，還元性），パラチノース（グルコースとフルクトースが$\alpha$-1,6結合したもの，還元性），トレハロース（グルコース2分子が$\alpha$-1,1結合したもの，非還元性）などがある。

---

[*18] 還元性のあるグリコシド水酸基同士が結合すると非還元糖となる。

2-4 炭水化物 *63*

## （2）三糖類・四糖類・その他

### ① ラフィノース

大豆やさとうだいこんに含まれる三糖で，グルコース，フルクトース，ガラクトースの3つからなる。非還元糖である。

### ② スタキオース

大豆やちょろぎの根に含まれる四糖で，グルコース1つ，フルクトース1つ，ガラクトース2つの4つの単糖からなる。非還元糖である。

### ③ その他

そのほかに，スクロースにD-フルクトースが1～3分子結合したフルクトオリゴ糖，ラクトースにガラクトースが結合したガラクトオリゴ糖，ラクトースにフルクトースが結合したラクトオリゴ糖，キシロースが2～7分子結合したキシロオリゴ糖などがある。また，グルコース6～8分子がα-1,4結合で環状に結合したオリゴ糖をシクロデキストリンといい，それぞれ，α，β，γ-シクロデキストリンとよぶ。これらは微生物由来転移酵素で人工的に作成されたもので，難消化性である。


## ❸ 多糖

単糖や誘導糖が数十個から数百個グリコシド結合した高分子を多糖という。多糖は一般に無味で還元性はない。多糖は，でんぷん，グリコーゲン，セルロースなど同種の単糖が結合した単純多糖（ホモ多糖）と，寒天やペクチン，グルコマンナンなど複数の種類の単糖や誘導糖が結合した複合多糖（ヘテロ多糖）に分類される。

### （1）単純多糖

### ① でんぷん

植物の主な貯蔵多糖でアミロースとアミロペクチンからなる（**図2-4-9**）。アミロースは，100～1,000個のD-グルコースがα-1,4グリコシド結合で多数重合した直鎖状の多糖である。らせん構造をしており，D-グルコースが6個結合することで1回転する（**図2-4-10**）。アミロペクチンはアミロースの複数箇所がα-1,6結合で枝分かれしており，房状の構造をもつ（**図2-4-11**）。重合度が1万～10万と大きく，分子量は非常に大きい。還元性はない。

でんぷんのアミロースとアミロペクチンの割合は種類により異なる。うるち米ではアミロースが20～25%，アミロペクチンが75～80%であるのに対し，もち米ではほとんどがアミロペクチンとなる。また，米やいもに含まれる生でんぷんは，β-でんぷんとよばれ，アミロースとアミロペクチンが密集している。このでんぷん粒内の結晶部分はミセルとよばれ，水を加えて加熱するとミセル部位に水分子が入り込み膨潤する。一方，水とともに加熱してミセルが失われたでんぷんを糊化でんぷん（α-でん

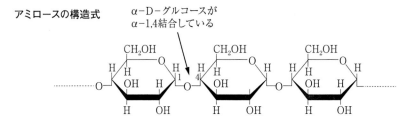

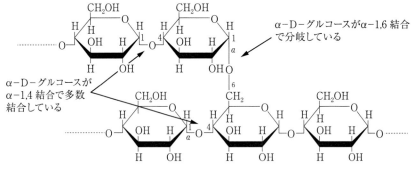

図2-4-9 アミロースとアミロペクチンの構造

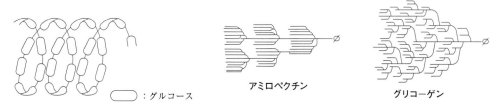

図2-4-10 アミロースの立体配置　　図2-4-11 アミロペクチンとグリコーゲンの分子モデル

ぷん）とよぶ。

### ② グリコーゲン

動物の肝臓や筋肉などに存在する貯蔵多糖で，D-グルコースで構成されている。動物でんぷんともよばれる。植物でんぷんのアミロペクチンに似ているが分岐が多い（図2-4-11）。8〜12残基に1回の分岐をしており，分子の形もほぼ球状となる。分子量は100万〜1,300万で，水に分散してコロイド溶液となる。還元性はない。

### ③ セルロース

D-グルコースがβ-1,4結合で多数重合した多糖で，植物細胞壁の主な構成成分となる（図2-4-12）。でんぷんとは異なり，水には溶けない。ヒドロキシ基にメチル基をエーテル結合させたメチルセルロースは水に溶けるので，アイスクリームの乳化安定剤やみかん缶詰の白濁防止に利用されている。また，ヒドロキシ基にカルボキシメチル基をエーテル結合させたカルボキシメチルセルロースのナトリウム塩は，水に

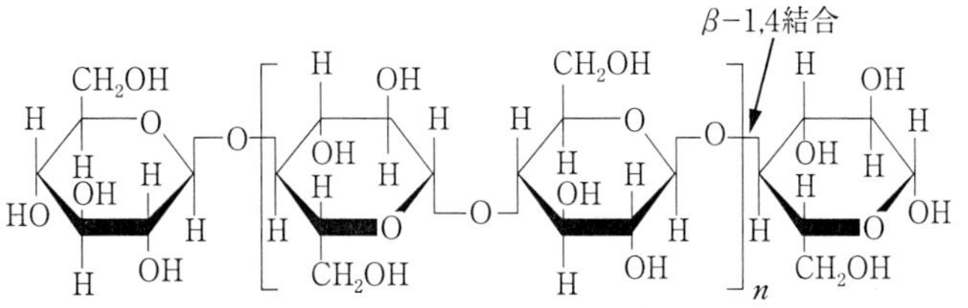

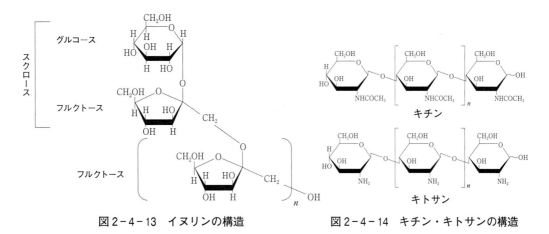

図2-4-12 セルロースの構造

図2-4-13 イヌリンの構造　　図2-4-14 キチン・キトサンの構造

溶け粘性を示すので，食品やそのほかの化学製品に増粘剤として広く利用されている。

④ プルラン

黒色酵母によって生成される多糖で，α-1,4結合のグルコース2個とα-1,6結合のグルコース1個が繰り返された直鎖状の構造をとる。粘着力があるので食用の接着剤として利用されたり，つや出しの目的で利用されたりする。

⑤ イヌリン

ごぼう，きくいもに含まれる貯蔵多糖で，スクロースのD-フルクトース部の1位にD-フルクトースがβ-2,1結合で20～30個程度直鎖状に連なった構造をしている（図2-4-13）。フルクトース製造の原料となる。

⑥ キチン

えびやかにの甲羅の構成成分で，N-アセチルグルコサミンがβ-1,4結合で多数重合した多糖である（図2-4-14）。このキチンを脱アセチル化するとキトサンが得られる。キトサンには抗菌作用，血中コレステロール低下作用がある。

### （2）複合多糖

① 寒　天

紅藻類（てんぐさ，おごのりなど）の細胞壁に含まれる多糖で，熱水で抽出した後，冷却して乾燥させると得られる。中性多糖のアガロース（D-ガラクトースと3,6-アンヒドロ-L-ガラクトースが交互に結合したもの）と，酸性多糖のアガロペクチンから構

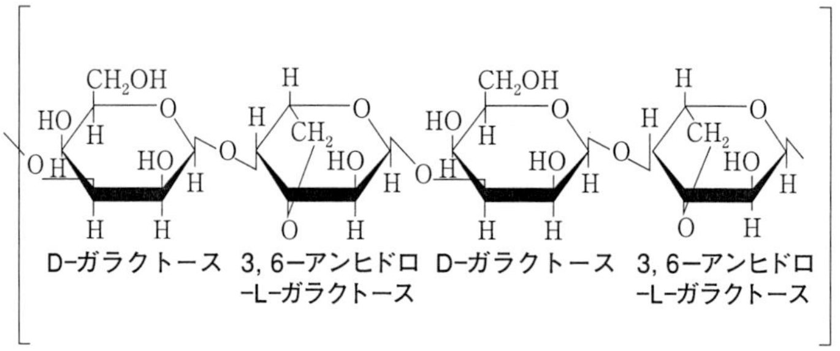

66　第2章　食品の成分

D-ガラクトース　3,6-アンヒドロ　D-ガラクトース　3,6-アンヒドロ
-L-ガラクトース　　　　　　　　-L-ガラクトース

図2-4-15　アガロースの構造

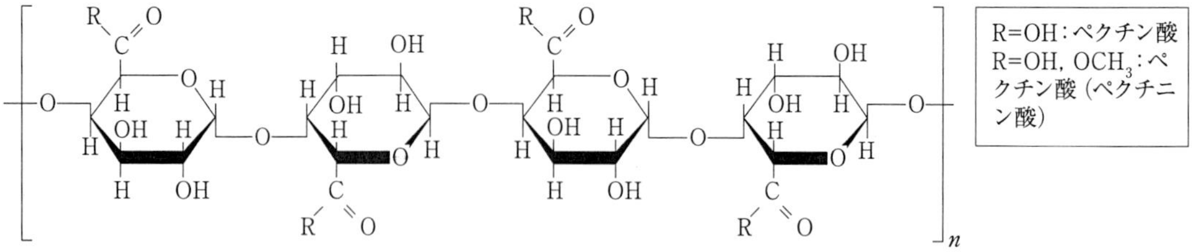

R=OH：ペクチン酸
R=OH, OCH$_3$：ペクチン酸（ペクチニン酸）

図2-4-16　ペクチンの構造

成されている（図2-4-15）。寒天の場合，アガロースの割合は70～80％，アガロペクチンの割合は20～30％となる。ようかんやゼリーに用いられる。

② ペクチン

野菜や果実類に含まれる酸性多糖で，細胞同士を接着させる役割をもつ。果物が熟してやわらかくなるのは，ペクチンが分解されるためである。D-ガラクツロン酸がα-1,4結合したペクチン酸と，カルボキシ基の一部がメチルエステル化したペクチニン酸がある（図2-4-16）。メトキシ基の割合が高いもの（7％以上）は高メトキシルペクチンとよばれ，低いもの（7％以下）は低メトキシルペクチンとよばれる。低メトキシルペクチンは，低糖度のジャムやゼリー製造に利用される。

③ グリコサミノグリカン（ムコ多糖）

アミノ糖とウロン酸からなる二糖の繰り返し構造をもつ多糖類である。コンドロイチン硫酸やヒアルロン酸，ケラタン硫酸などがある。これらアミノ糖とウロン酸が硫酸化されている糖は，保水力があるため化粧品などに利用されている。

④ グルコマンナン

D-マンノースとD-グルコースがβ-1,4結合で重合してできた多糖である（図2-4-17）。こんにゃくいもの主成分（7～8％）として知られる。水と加熱して膨潤させたところへ水酸化カルシウム（Ca(OH)$_2$）を加えると，ゲル化し，こんにゃくができる。

⑤ カラギーナン

紅藻類の細胞壁構成成分で，寒天と同じくD-ガラクトースと3,6-アンヒドロ-D-ガラクトースの重合物である。固化した際の透明性が高く，フルーツゼリーや冷凍ゼ

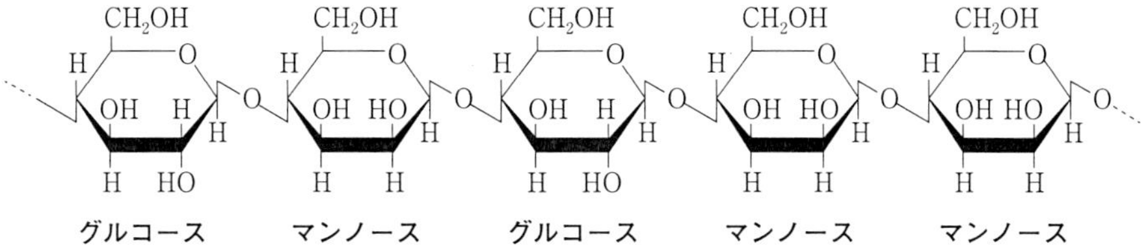

2-4 炭水化物 *67*

図2-4-17 グルコマンナンの構造

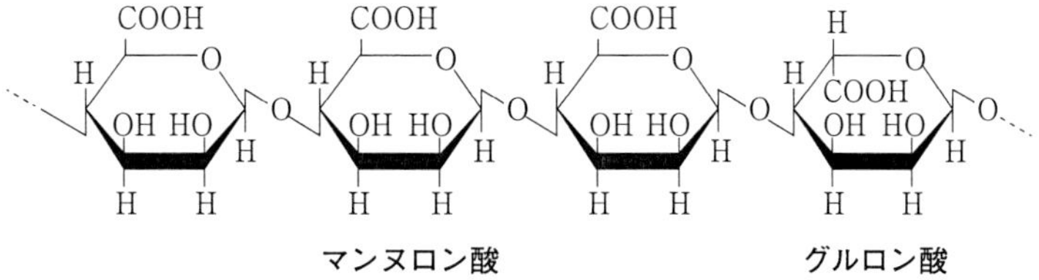

図2-4-18 アルギン酸の構造

表2-4-4 食品中に存在する主な多糖類

| 種類 | 名 称 | 構成糖 | 所 在 | 性 質 |
|---|---|---|---|---|
| 消化性多糖類 | でんぷん | グルコースのみ | 穀類，いも類など | 水に不溶の無味・無臭の白色粉末で，比重は1.6 |
| | グリコーゲン | グルコースのみ | 動物の肝臓に約6%，筋肉に約0.7%含有。貝のかきには5〜10%含有 | |
| 難消化性多糖類 | セルロース | グルコースがβ-1,4結合で多数結合 | 植物の細胞壁の主成分 | 水，酸，アルカリに不溶 |
| | イヌリン | フルクトースがβ-2,1結合で20〜30個結合 | きくいも，ごぼう | 熱水に溶ける |
| | グルコマンナン | グルコースとマンノースが約1：2の割合で多数結合 | こんにゃくいも | 消石灰を加えて加熱するとグルコマンナンの鎖にカルシウムの架橋ができ，ゲル化し，こんにゃくとなる |
| | 寒天 | アガロース約70%とアガロペクチン約30%の割合で結合 | 海藻のてんぐさ，おごのり | 熱水に溶け，冷却すると分子鎖が会合し，らせん状の束になってゼリー状に固まる |
| | ペクチン | ガラクツロン酸とメトキシルガラクツロン酸が多数結合 | 果実や野菜 | ペクチンに有機酸と糖を加え，加熱するとゼリー化する |
| | アルギン酸 | マンヌロン酸とグルロン酸が多数結合 | こんぶ，わかめ，あらめ | 水に難溶で，こんぶなどの粘質物の主成分 |
| | キチン | N-アセチル-D-グルコサミンがβ-1,4結合で多数結合 | えび，かにの殻 | 血中コレステロール低下作用 |
| | プルラン | マルトトリオースがα-1,6結合した多糖類 | 黒色酵母が生産 | のりやみりん干しのつや出し，食品用接着剤，可食性包装剤として利用 |

リーなどによく用いられる。

⑥ **アルギン酸**

　こんぶ，わかめなどの海藻に存在する酸性多糖で，D-マンヌロン酸とL-グルロン酸が鎖状にβ-1,4結合したものである（**図2-4-18**）。こんぶの表面のヌルヌルはこの多糖に由来する。アルギン酸ナトリウムは水溶性となるので，増粘剤として使用さ

68　第2章　食品の成分

れる。また，二価の陽イオンを用いるとゲル化するため，人工いくらや人工かに足などのコピー食品にも利用されている。

　⑦　キサンタンガム

キャベツに生育している微生物の生成する多糖で，D-グルコース，D-マンノース，グルクロン酸からなる。増粘剤，安定化剤として使用される。

　⑧　ローカストビーンガム

植物性の多糖で，D-マンノースとD-ガラクトースからなる（ガラクトマンナン）。カラギーナンやキサンタンガムなどとともにゲル化剤として用いられる。

表2-4-4に食品中の主な多糖類についてまとめた。

表2-4-5　主な食物繊維と含まれる食品

| 性　質 | 起　源 | 含まれる部位 | 名　称 | 多く含む食品等 |
|---|---|---|---|---|
| 不溶性食物繊維 | 植物 | 植物細胞壁の構成成分植物貯蔵物質 | セルロース<br>ヘミセルロース<br>ペクチン質<br>リグニン<br>イヌリン<br>β-グルカン | 穀類，野菜，豆類，ふすま等<br>ふすま，野菜等<br>未熟果実<br>ココア，小麦ふすま，豆類<br>ごぼう，きくいも，ゆり根<br>きのこ，酵母等 |
| | 動物 | 外殻構成成分結合組織 | キチン，キトサン<br>コラーゲン | えび，かに，おきあみ等の殻<br>動物の腱，皮膚，結合組織 |
| 水溶性食物繊維 | 植物 | 植物細胞の充填物 | ペクチン | 成熟した果実，野菜，塊茎等 |
| | | 植物の粘質物 | グアガム<br>グルコマンナン | ある種のマメ科植物<br>こんにゃく |
| | | 海藻 | アガロース，アガロペクチン<br>アルギン酸<br>ラミナリン，フコイダン<br>キサンタンガム | 寒天<br>こんぶ，わかめ，あらめ等褐藻類<br>褐藻類<br>ある種の菌体外に産出される物質 |
| | 動物 | 結合組織 | コンドロイチン硫酸 | コラーゲンとともに軟骨結合組織の主成分として存在。ふかひれ |
| | 化学修飾多糖類 | 食品添加物として用いられる | カルボキシメチルセルロースナトリウム<br>メチルセルロース<br>アルギン酸ナトリウム<br>アルギン酸プロピレングリコールエステル | |
| 低分子の水溶性食物繊維 | 加工品発酵製品 | 食品添加物として用いられる | 難消化性デキストリン<br>難消化性オリゴ糖<br>（フルクトオリゴ糖，ガラクトオリゴ糖等）<br>糖アルコール<br>（ソルビトール，マルチトール等） | 低エネルギー甘味料<br><br>低エネルギー甘味料<br>還元糖から接触還元して製造<br>（ソルビトールはりんご等の果実，海藻にも存在） |
| | 合成多糖 | | ポリデキストロース | 飲料，スナック菓子 |

資料：有田政信編著『マスター食品学Ⅰ』建帛社，2010，p.63

## ❹ 食物繊維

　食物繊維は，ヒトの消化酵素では消化することのできない難消化性の食品成分のことをさす。水に溶けない不溶性食物繊維と，水に溶ける水溶性食物繊維に分けられる。不溶性食物繊維には，セルロース，イヌリン，キチンなどがある。また，水溶性食物繊維には，アガロース，グルコマンナン，アルギン酸ナトリウムなどがある。食物繊維は，エネルギー源にも体の構成成分ともならないが，さまざまな生理作用を発揮することが知られている。近年，糖尿病や動脈硬化，心疾患，大腸がんなどの生活習慣病を予防する成分であることが明らかとなり，たいへん注目を浴びている。

　表2-4-5に主な食物繊維と多く含まれる食品等についてまとめた。

演習問題

1．食品中の炭水化物に関する記述である。**誤っている**のはどれか。1つ選べ。

　(1)　果糖はブドウ糖に比べて甘味度が高い。

　(2)　ショ糖を加水分解すると，ブドウ糖と果糖の混合物が得られるが，旋光度が変わるので，転化糖という。

　(3)　でんぷん，グリコーゲン，イヌリン，セルロースはいずれも多糖類であり，イヌリン以外の構成糖はブドウ糖である。

　(4)　低メトキシルペクチンは，糖，有機酸の量に左右されずに2価の金属イオンでゲル化する。

　(5)　かに・えびの殻の主成分は，D-グルコサミンが多数重合した多糖のキチンで，エネルギーの補給源となる。


2．食品に含まれる炭水化物に関する記述である。正しいのはどれか。1つ選べ。

　(1)　エネルギー源である炭水化物は，でんぷん，ショ糖，乳糖，各種単糖類でペクチンも消化酵素で分解され利用される。

　(2)　寒天はアガロースとアガロペクチンから構成されている。

　(3)　マルチトールとは，マンニトールを酵素処理して非還元性の糖アルコールとしたものである。

　(4)　アミロペクチンとグリコーゲンは，分枝状の構造と分岐点がα-1,4結合であることが似ている。

　(5)　動物性食品の細胞壁を構成するセルロースは食物繊維の仲間である。


3．食品の炭水化物に関する記述である。正しいのはどれか。1つ選べ。

　(1)　D-グルコン酸はアルドン酸の種類である。

　(2)　ペクチンの主な構成糖は，マンヌロン酸である。

70　第2章　食品の成分

(3)　シクロデキストリンには，ガラクトースが含まれる。

(4)　高メトキシペクチンは，低糖度ジャムの製造に用いられる。

(5)　スタキオースの構成糖はグルコース，キシロース，ガラクトースである。

4．糖類に関する記述である。**誤っている**のはどれか。1つ選べ。

(1)　ショ糖はスクロースともよばれ，ブドウ糖と果糖からなる。

(2)　麦芽糖はマルトースともよばれ，ブドウ糖2分子からなる。

(3)　ガラクトースは乳糖の構成糖で存在し，単独ではほとんど存在しない。

(4)　ラフィノースは四糖類で，スタキオースは三糖類である。

(5)　ラフィノースとスタキオースは大豆に含まれる。

5．炭水化物と構成糖の組み合わせである。正しいのはどれか。1つ選べ。

(1)　マルトース――グルコース

(2)　ラクトース――フルクトース

(3)　アミロペクチン――ペクチン

(4)　アルギン酸――マンノース

(5)　ペクチン――N-アセチルグルコサミン

6．次のオリゴ糖のなかで，グルコースとガラクトースを構成糖として含むものはどれか。
1つ選べ。

(1)　トレハロース

(2)　セロビオース

(3)　スクロース

(4)　イソマルトース

(5)　ラクトース

# 2-5 ┃ ビタミン

## ❶ ビタミンの分類

　ビタミン（vitamin）は，ヒトや動物の健康維持に必要不可欠な有機化合物の総称である。体内の組成としては微量であるが，細胞機能や代謝に重要な役割を果たしており，体外から摂取しなければならない必須栄養素といえる。なお，ビタミンはその特異性から過剰症や欠乏症が起こることがあるため，摂取基準がある。ビタミンはその溶解特性により，脂溶性ビタミンと水溶性ビタミンに大別される（**表2-5-1**）。

2-5　ビタミン　71

表2-5-1　ビタミンの分類

| ビタミン名 | | 補酵素としてのはたらき | 体内での合成 | 主な欠乏症 | 生理機能 |
|---|---|---|---|---|---|
| 脂溶性ビタミン | ビタミンA | × | － | 夜盲症 | 視覚・粘膜の機能維持，骨の成長促進 |
| | ビタミンD | × | － | 骨粗鬆症，くる病 | カルシウム・リンの吸収代謝 |
| | ビタミンE | × | － | － | 抗酸化作用 |
| | ビタミンK | ○ | 腸内細菌 | 血液凝固障害，骨形成障害，新生児メレナ | 血液凝固因子（プロトロンビン）の合成 |
| 水溶性ビタミン ビタミンB群 | ビタミンB₁ | ○ | | 脚気，ウェルニッケ脳症 | 糖質代謝（α-ケト酸の脱炭酸反応の補酵素），神経機能の保持 |
| | ビタミンB₂ | ○ | 腸内細菌 | 口角炎，口内炎，脂漏性皮膚炎 | 酸化還元反応（補酵素FAD，FMNの構成成分） |
| | ナイアシン | ○ | トリプトファン | ペラグラ | 酸化還元反応（補酵素VAD，NADPの構成成分） |
| | ビタミンB₆ | ○ | 腸内細菌 | 口角炎，皮膚炎 | アミノ酸代謝（アミノ基転移，脱炭酸反応酵素の補酵素） |
| | ビタミンB₁₂ | ○ | 腸内細菌 | 巨赤芽球性貧血 | 脂肪酸，アミノ酸代謝（メチル基転移異性化反応の酵素の補酵素） |
| | パントテン酸 | ○ | 腸内細菌 | － | アシル基転移反応に関与（糖代謝，脂質代謝の酵素の補酵素の構成成分） |
| | 葉酸 | ○ | 腸内細菌 | 神経管閉鎖障害（胎児） | 核酸，アミノ酸代謝（炭素転移反応の酵素の補酵素成分） |
| | ビオチン | ○ | 腸内細菌 | 皮膚炎 | 炭素固定，カルボキシ基転移反応の酵素の補酵素 |
| | ビタミンC | × | － | 壊血病 | 抗酸化作用，免疫機能亢進，コラーゲンの生成 |

## ❷ 脂溶性ビタミン

　脂溶性ビタミン（fat-soluble vitamin：A，D，E，K）の4種は油脂や有機溶媒に溶け，水に溶けにくい。比較的，熱に安定な性質をもつため，調理による損失は少ない。余剰分は主に肝臓に貯蔵されるため，過剰症を引き起こすことがある。

### （1）ビタミンA（図2-5-1，表2-5-2）

　化学名レチノール（retinol）。ビタミンA₁（レチノール）以外に化学構造の異なる類似の生理活性を有するビタミンA₂（3-デヒドロレチノール），レチナールやレチノイン酸がある。二重結合が多く酸化されやすい。活性型のレチナールは光受容たんぱく質（オプシン）と結合し，暗所視力を司るロドプシンの形成を担っている。ビタミンA₁はにわとりや豚の肝臓などの動物性食品に多く，ビタミンA₂は淡水魚の肝臓に多い。

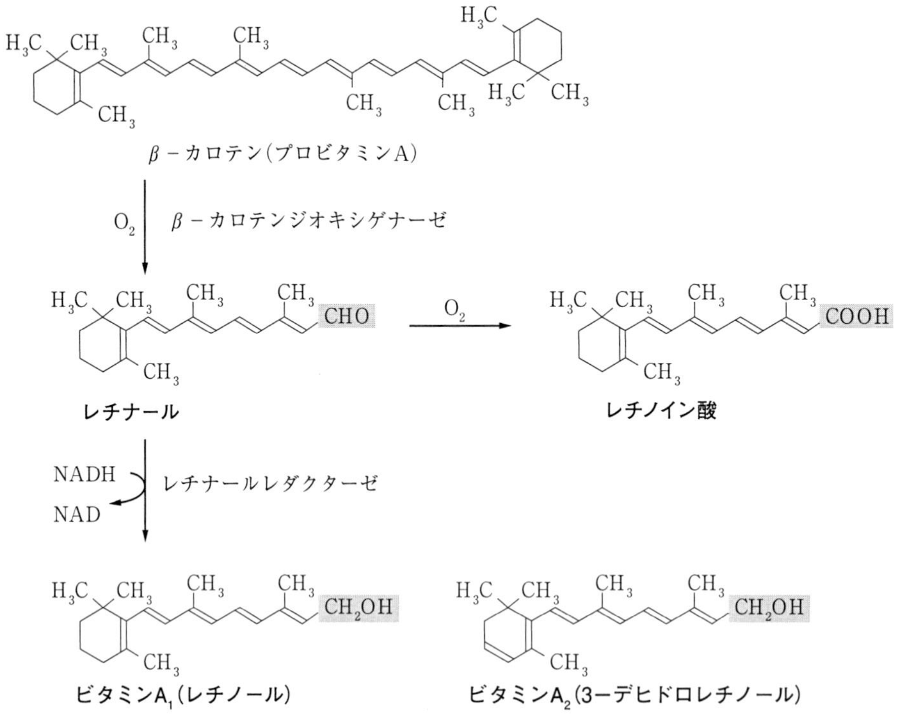

72　第2章　食品の成分

図2-5-1　ビタミンAの化学構造，β-カロテンからのビタミンAの生成

注：ビタミンAが多量にあればカロテンからの変換は抑制され，カロテンの過剰摂取による影響
　　はない。β-カロテンには抗酸化作用があり，とくに一重項酸素（$^1O_2$）を捕捉し消去する作用
　　はビタミンEの約50倍高い。

表2-5-2　食品中のビタミンA含量（可食部100g当たり）

| 食品名 | レチノール（µg） | β-カロテン当量（µg） | レチノール活性当量（µg） |
|---|---|---|---|
| にわとり（肝臓） | 14,000 | 30 | 14,000 |
| ぶた（肝臓） | 13,000 | Tr | 13,000 |
| あんこう（きも） | 8,300 | (0) | 8,300 |
| うなぎ（きも，生） | 4,400 | (0) | 4,400 |
| あまのり（ほしのり） | (0) | 43,000 | 3,600 |
| あおのり（素干し） | (0) | 21,000 | 1,700 |
| わかめ（板わかめ） | (0) | 8,500 | 710 |
| しその葉 | (0) | 11,000 | 880 |
| にんじん（根，生，皮つき） | (0) | 8,600 | 720 |

Tr：含まれているが最小記載量に達していない。（0）：文献等により含まれていないと推定される。
資料：「日本食品標準成分表2020年版（八訂）」

## （2）ビタミンD（図2-5-2，表2-5-3）

　カルシフェロールとよばれ，生体においてカルシウムの代謝に関与するビタミンで
ある。食品中には，後述する「プロビタミン」の形で存在する。きのこ類などの植物性食
品に由来するビタミン$D_2$（エルゴカルシフェロール）と，魚類などの動物性食品由来の
ビタミン$D_3$（コレカルシフェロール）があり，生体内における活性はほぼ同等である。

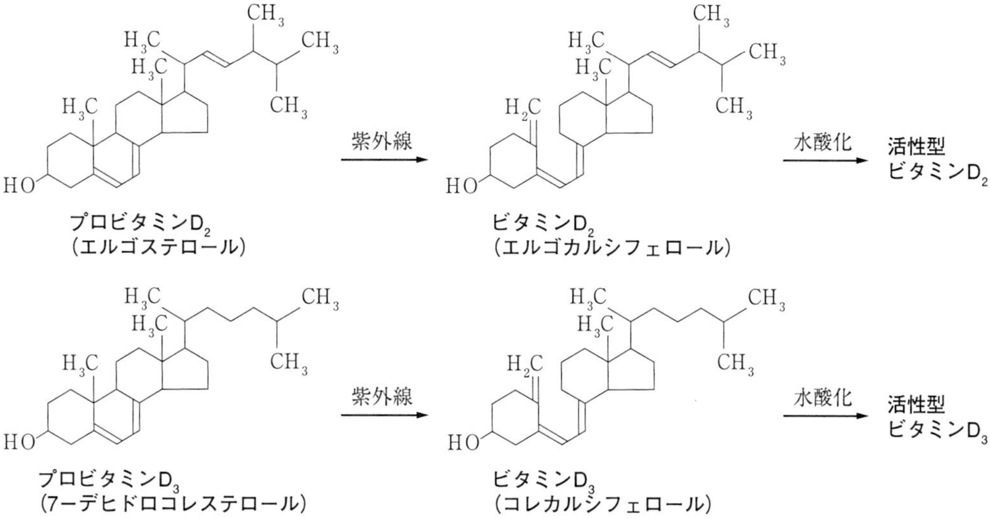


図2−5−2 ビタミンDの化学構造，プロビタミンDからの生成

表2−5−3 食品中のビタミンD含量（可食部100 g当たり）

| 食品名 | 含量（μg） | 食品名 | 含量（μg） |
|---|---|---|---|
| きくらげ（乾） | 85.0 | うなぎ（養殖，生） | 18.0 |
| かつお（塩辛） | 120.0 | しいたけ（乾） | 17.0 |
| べにざけ（生） | 33.0 | （生） | 0.4 |

資料：「日本食品標準成分表2020年版（八訂）」

### （3）ビタミンE（図2−5−3，表2−5−4）

トコフェロールとよばれ，α，β，γ，δの4種類が存在する。生体内では，α−トコフェロールの生理活性が認められている。植物油脂に豊富に含まれ，欠乏症はまれである。種実類，豆類，穀類に多く含まれており，α−トコフェロールはサフラワー油，米ぬか油，ひまわり油に，γ−トコフェロールはごま油，大豆油に多い。近年は抗酸化作用が注目されており，生体膜保護効果が期待されている。脂溶性ビタミンであるが，ヒトにおける過剰症は報告されていない。

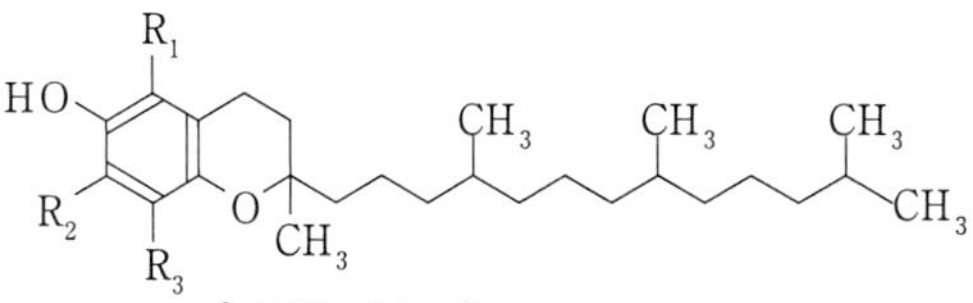

トコフェロール

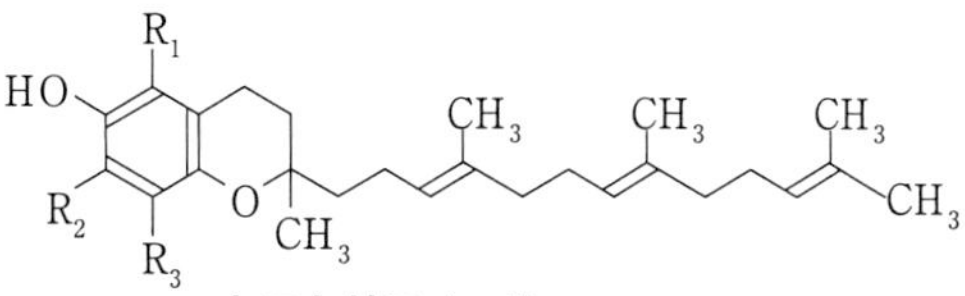

トコトリエノール

| トコフェロール類 | トコトリエノール類 | $R_1$ | $R_2$ | $R_3$ |
|---|---|---|---|---|
| α−トコフェロール | α−トコトリエノール | $CH_3$ | $CH_3$ | $CH_3$ |
| β−トコフェロール | β−トコトリエノール | $CH_3$ | H | $CH_3$ |
| γ−トコフェロール | γ−トコトリエノール | H | $CH_3$ | $CH_3$ |
| δ−トコフェロール | δ−トコトリエノール | H | H | $CH_3$ |

図2−5−3 ビタミンEの化学構造

74 第2章 食品の成分

表2-5-4 食品中のビタミンE含量（可食部100g当たり）

| 食品名 | トコフェロール（mg） | | | |
|---|---|---|---|---|
| | α | β | γ | δ |
| ひまわり油 | 39.0 | 0.8 | 2.0 | 0.4 |
| サフラワー油 | 27.0 | 0.6 | 2.3 | 0.3 |
| 米ぬか油 | 26.0 | 1.5 | 3.4 | 0.4 |
| 大豆油 | 10.0 | 2.0 | 81.0 | 21.0 |
| ごま油 | 0.4 | Tr | 44.0 | 0.7 |
| 牛脂 | 0.6 | Tr | 0.1 | 0.6 |
| ラード | 0.3 | Tr | 0.1 | Tr |
| せん茶（茶） | 65.0 | 6.2 | 7.5 | 0 |
| アーモンド（乾） | 30.0 | 0.3 | 0.8 | 0 |
| 抹茶 | 28.0 | 0 | 0 | 0 |
| うなぎ（養殖，生） | 7.4 | 0 | 0.1 | 0 |
| ほうれんそう（葉，ゆで） | 2.6 | 0.2 | 0.3 | 0 |

Tr：含まれているが最小記載量に達していない。
資料：「日本食品標準成分表2020年版（八訂）」

## （4）ビタミンK（図2-5-4，表2-5-5）

緑葉野菜などの植物由来のビタミン$K_1$（フィロキノン）と，レバーや納豆などの微生物由来のビタミン$K_2$（メナキノン）がある。生体内では血液凝固や骨形成にかかわる補酵素としてはたらく。食品での摂取以外にも，ヒトでは腸内細菌によって合成されるため，成人での欠乏はまれだが，胎盤を介して供給されにくいことや腸内細菌が少ないことが影響し，新生児では欠乏症（新生児メレナ）が起きることがある。

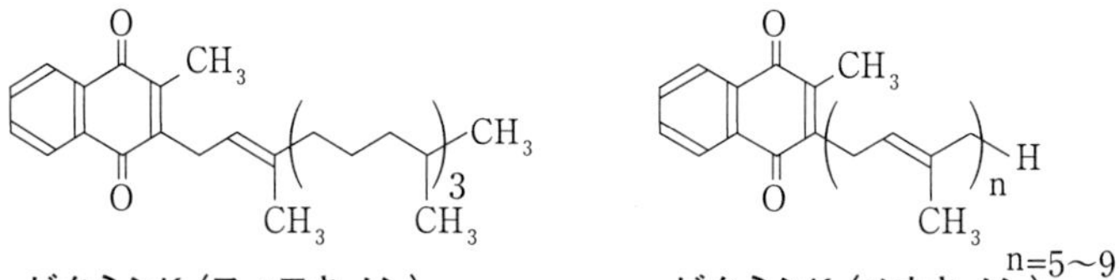

ビタミン$K_1$（フィロキノン）　　ビタミン$K_2$（メナキノン）　n=5〜9

図2-5-4　ビタミンKの化学構造

表2-5-5　食品中のビタミンK含量（可食部100g当たり）

| 食品名 | 含量（μg） | 食品名 | 含量（μg） |
|---|---|---|---|
| 抹茶 | 2,900 | パセリ（葉，生） | 850 |
| あまのり（ほしのり） | 2,600 | わかめ（乾） | 660 |
| せん茶（茶） | 1,400 | ほうれんそう（ゆで） | 320 |
| 糸引き納豆 | 600 | 若鶏（もも，皮つき，生） | 29 |

資料：「日本食品標準成分表2020年版（八訂）」

## ❸ 水溶性ビタミン

水溶性ビタミン（water-soluble vitamin）は，ビタミンB群8種類（ビタミン$B_1$・$B_2$・ナイアシン・$B_6$・$B_{12}$・パントテン酸・葉酸・ビオチン）とビタミンC（アスコルビン酸）の9種類ある。

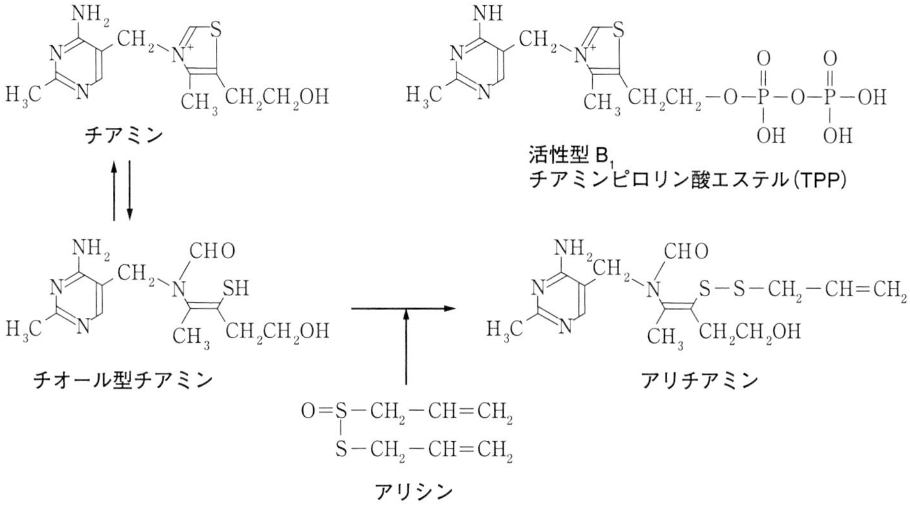

2-5 ビタミン　*75*

チアミン

活性型 B₁
チアミンピロリン酸エステル（TPP）

チオール型チアミン

アリチアミン

アリシン

**図 2-5-5　ビタミン B₁，その誘導体の化学構造**

注：ビタミン B₁（チアミン thiamine）の構造はアミノ基を含むピリミジン核とチアゾール核をメチ
レン基（CH₂）で結合した化合物で，生体内でチアミンキナーゼによりリン酸化されて活性型 B₁
（チアミンピロリン酸 thiamine pyrophosphate, TPP）となり，α-ケト酸の酸化的脱炭酸反応（ピ
ルビン酸脱水素酵素，α-ケトグルタル酸脱水素酵素）やペントースリン酸回路のトランスケト
ラーゼの補酵素としてはたらく。TPP は糖代謝における重要なビタミンである。

**表 2-5-6　食品中のビタミン B₁ 含量**（可食部 100 g 当たり）

| 食品名 | 含量（mg） | 食品名 | 含量（mg） |
|---|---|---|---|
| 小麦はいが | 1.82 | ごま（乾） | 0.95 |
| あまのり（ほしのり） | 1.21 | だいず（国産　全粒　乾） | 0.71 |
| ぶた（中型　ヒレ　赤肉） | 1.22 | こめ（玄米） | 0.41 |

資料：「日本食品標準成分表 2020 年版（八訂）」

　脂溶性ビタミンに比べ，洗浄操作や加熱などにより水に溶出しやすいため，食品と
して積極的に摂取する際は減少率を考慮する必要がある。ただし，この性質から，余
剰分は尿中に排泄されるため，過剰症はほとんど認められない。

**（1）ビタミン B₁**（図 2-5-5，表 2-5-6）

　化学名チアミン。活性型のチアミンピロリン酸は，生体内でのエネルギー産生に関
与する補酵素としてはたらく。酸性溶液中では安定であるが，重曹などの塩基性環境
下や貝類などに含まれるチアミナーゼによって分解される。にんにくの臭気成分アリ
シンと結合して脂溶性のアリチアミンとなる。アリチアミンは腸管からの吸収がよく，
生体内でビタミン B₁ となり活性を示す。豚肉や酵母，穀類の胚芽部に多く含まれる。

**（2）ビタミン B₂**（図 2-5-6，表 2-5-7）

　化学名リボフラビン。生体内においては，FMN（フラビンモノヌクレオチド）や FAD
（フラビンアデニンジヌクレオチド）という誘導体の構造で存在し，補酵素としてはた
らく。熱や酸に安定であるが，光やアルカリで分解され，酸性または中性溶液ではル

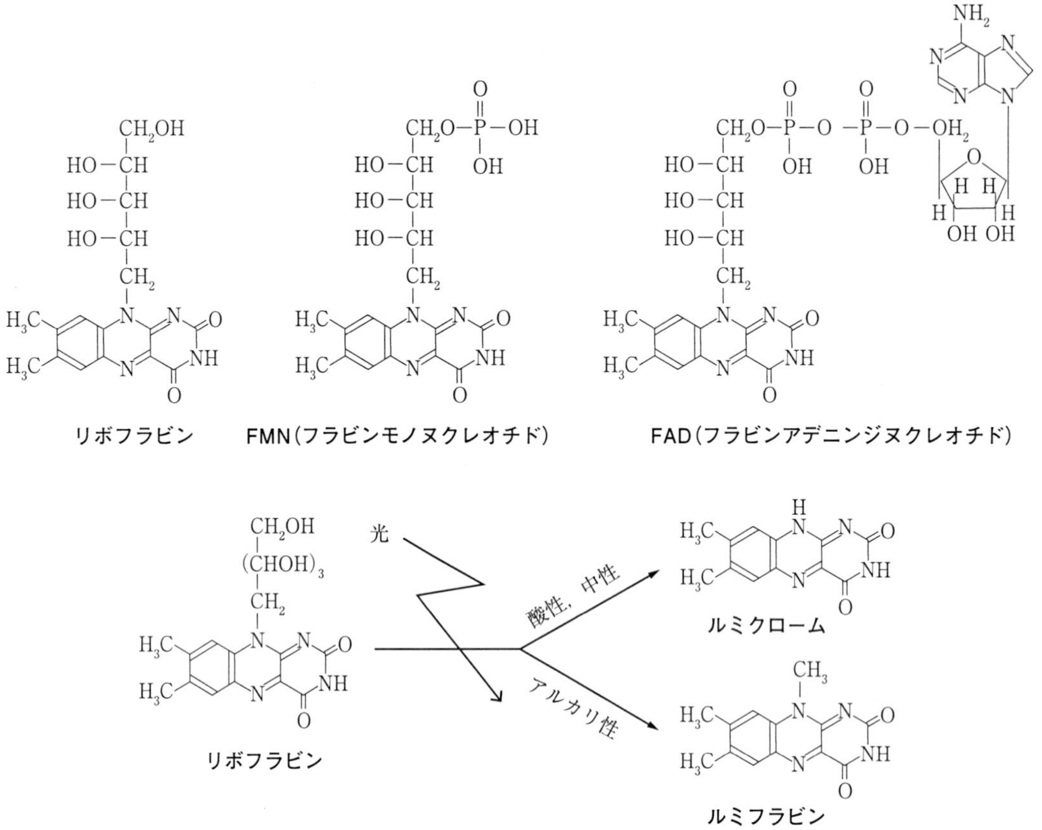

76 第2章 食品の成分

リボフラビン　　　FMN（フラビンモノヌクレオチド）　　　FAD（フラビンアデニンジヌクレオチド）

リボフラビン　　光　　酸性, 中性　　ルミクローム　　アルカリ性　　ルミフラビン

**図2-5-6　ビタミンB₂と光分解物の化学構造**

**表2-5-7　食品中のビタミンB₂含量**（可食部100g当たり）

| 食品名 | 含量（mg） | 食品名 | 含量（mg） |
|---|---|---|---|
| さけ（めふん：腎臓） | 6.38 | 脱脂粉乳（国産） | 1.60 |
| ぶた（肝臓） | 3.60 | せん茶 | 1.43 |
| うし（肝臓） | 3.00 | しいたけ（乾） | 1.74 |
| あまのり（ほしのり） | 2.68 | 小麦はいが | 0.71 |

資料：「日本食品標準成分表2020年版（八訂）」

ミクロームに，アルカリ性では蛍光特性のルミフラビンになる。レバーや乳製品をはじめ多くの食品に含まれるが，それぞれの含量が少ないことなどから欠乏しやすく，口角炎や口内炎，皮膚炎を引き起こすことがある。

### （3）ナイアシン（図2-5-7，表2-5-8）

ニコチン酸およびニコチン酸アミドの総称である。植物性食品ではニコチン酸の形が多い。生体内ではNAD（ニコチンアミドアデニンジヌクレオチド）やそのリン酸塩のNADPの構成成分で脱水素酵素系[*19]の補酵素としてはたらく。トリプトファン

───────────────

**＊19　脱水素酵素**：アルコール脱水素酵素，アルデヒド脱水素酵素，グルコース-6-リン酸脱水素酵素など。

から合成されるものの，必須量としては十分でない。熱や光には安定的である一方，水に溶出しやすい性質をもつ。欠乏すると，ペラグラ（pellagra）とよばれる特徴的な症状（皮膚炎，下痢，認知機能低下）を呈する。らっかせい，バターピーナッツなどの種実や動物性食品など広範囲の食品に含まれており，極度な偏食などを除き，先進諸国での欠乏は少ないといえる。

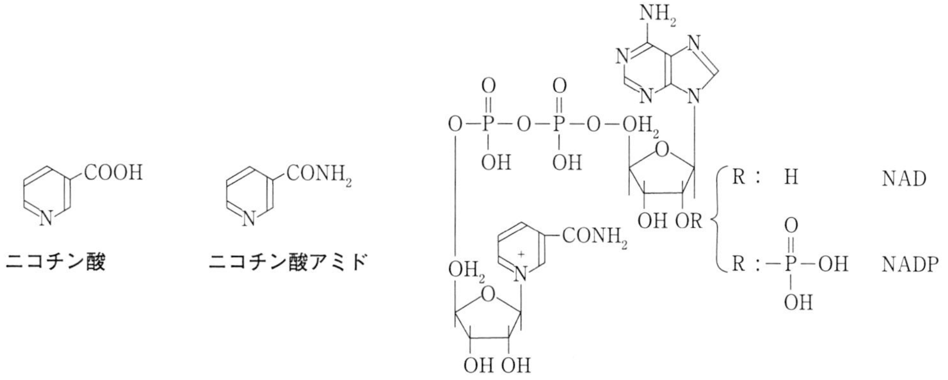

図2-5-7　ナイアシン（ニコチン酸，ニコチン酸アミド）と活性型化学構造

表2-5-8　食品中のナイアシン含量（可食部100g当たり）

| 食品名 | 含量（mg） | 食品名 | 含量（mg） |
|---|---|---|---|
| インスタントコーヒー | 47.0 | まぐろ（生） | 14.0 |
| かつお節 | 45.0 | うし（肝臓） | 14.0 |
| らっかせい（乾） | 17.0 | わかめ（素干し） | 11.0 |
| しいたけ（乾） | 19.0 | 小麦はいが | 4.2 |

資料：「日本食品標準成分表2020年版（八訂）」

### （4）ビタミン B₆（図2-5-8，表2-5-9）

　ピリドキシン，ピリドキサール，ピリドキサミンの3種の関連化合物が存在する。生体内では，5′-リン酸塩エステルとなってアミノ酸代謝に関与する補酵素としてはたらくため，必要量はたんぱく質摂取量にも依存する。にんにくや動物の肝臓などに多く含まれる。腸内細菌によっても合成されるが，欠乏すると皮膚炎や口角炎などの症状を呈する。

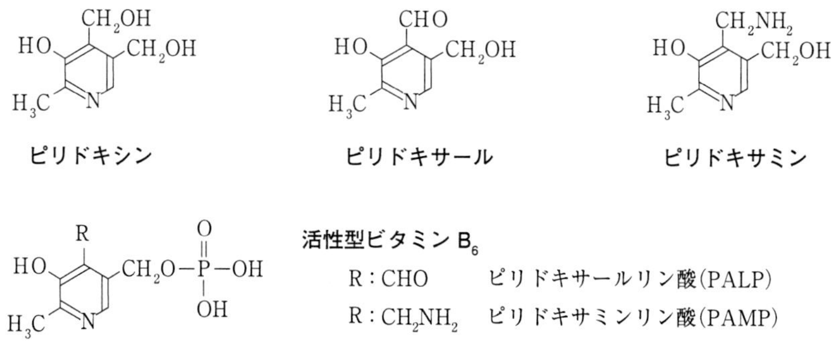

図2-5-8　ビタミン B₆ と活性型の化学構造

78　第2章　食品の成分

表2-5-9　食品中のビタミン B₆ 含量 （可食部 100 g 当たり）

| 食品名 | 含量 （mg） | 食品名 | 含量 （mg） |
|---|---|---|---|
| にんにく（生） | 1.53 | にわとり（肝臓） | 0.65 |
| うし（肝臓） | 0.89 | ぶた（中型　ヒレ） | 0.48 |
| かつお | 0.76 | さつまいも（生） | 0.26 |

資料：「日本食品標準成分表 2020 年版（八訂）」

### （5）ビタミン B₁₂ （図2-5-9，表2-5-10）

　化学名コバラミン。しじみ，あさりなどの動物性食品に多く，生体内でアミノ酸および脂肪酸代謝における補酵素としてはたらく。欠乏すると悪性貧血（慢性の進行性貧血）や神経障害を呈する。通常，ビタミン B₁₂ は，胃液による反応を経て吸収されるため，胃切除手術後または消化腺障害を伴う胃炎などでは欠乏症に注意が必要である。光や熱に安定で，アルカリでは分解する。

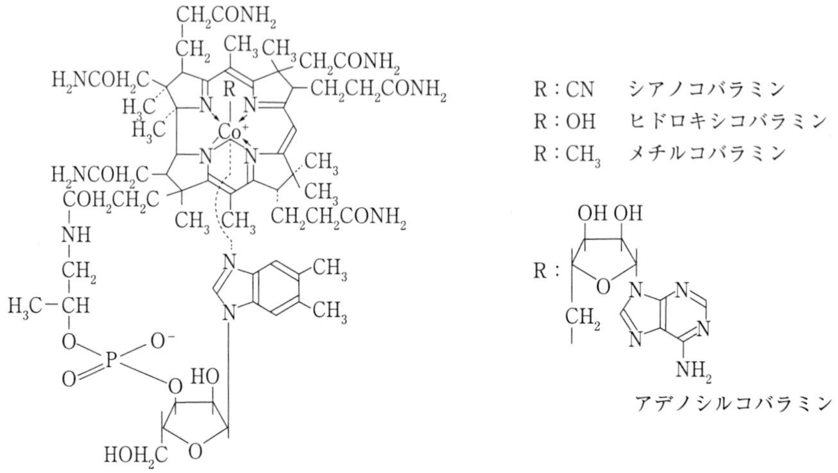

R：CN　シアノコバラミン
R：OH　ヒドロキシコバラミン
R：CH₃　メチルコバラミン

アデノシルコバラミン

**図2-5-9　ビタミン B₁₂ の化学構造**

注：食品や生体内ではヒドロキシコバラミン，メチルコバラミン，アデノシルコバラミンとして存在する。シアノコバラミンはビタミン B₁₂ を単離したとき生成される。

表2-5-10　食品中のビタミン B₁₂ 含量 （可食部 100 g 当たり）

| 食品名 | 含量 （μg） | 食品名 | 含量 （μg） |
|---|---|---|---|
| しじみ（生） | 68.0 | あんこう（きも） | 39.0 |
| さけ（すじこ） | 54.0 | あおのり（素干し） | 32.0 |
| うし（肝臓） | 53.0 | かき（養殖，生） | 23.0 |
| あさり（生） | 52.0 | ぶた（肝臓） | 25.0 |

資料：「日本食品標準成分表 2020 年版（八訂）」

### （6）パントテン酸

　コエンザイム A（補酵素 A）の構成要素で，腸内細菌によっても生合成される。以前はビタミン B₅ として知られており，糖，脂肪酸，アミノ酸の各エネルギー代謝において重要な役割を果たしている。食品中に広く含まれており，欠乏はまれである。

## （7）葉　酸（図2-5-10，表2-5-11）

化学名プテロイルグルタミン酸（PGA）。生体内で，プテリンの一部が水素化された5, 6, 7, 8-テトラヒドロ葉酸に変換される。核酸の合成やアミノ酸代謝などに関与する補酵素としてはたらく。腸内細菌によっても合成されるが，腸内環境の変化によって不足する場合がある。特に胎児期における葉酸欠乏は神経管閉鎖障害（二分脊椎など）の恐れのあることが報告されており，妊娠前後では十分な摂取が推奨される[20]。葉酸は，動物の肝臓などに多く含まれる。

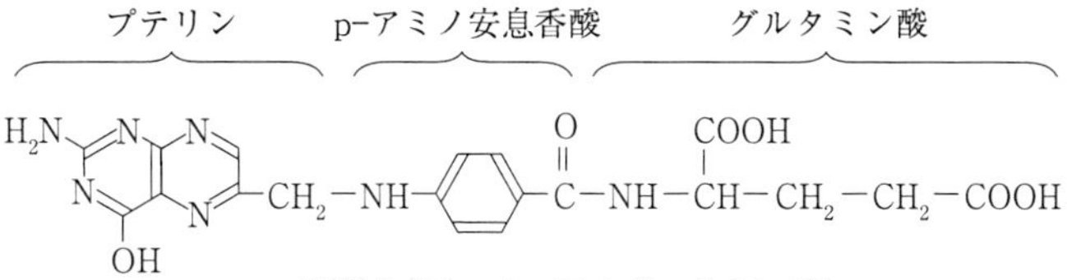

葉酸（プテロイルモノグルタミン酸）

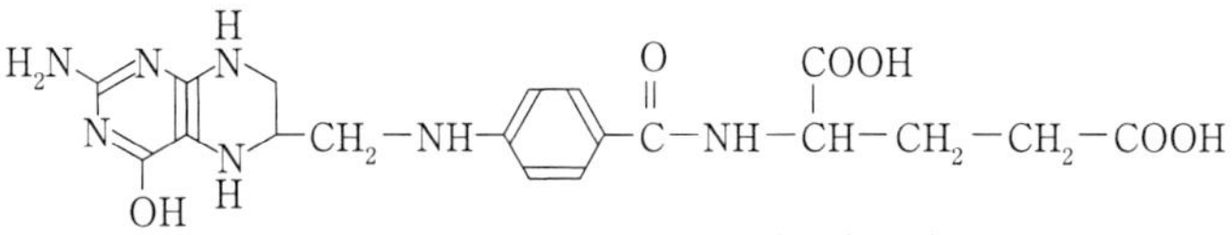

5,6,7,8-テトラヒドロ葉酸（THF）

**図2-5-10　葉酸の化学構造**

**表2-5-11　食品中の葉酸含量*（可食部100g当たり）**

| 食品名 | 含量（μg） | 食品名 | 含量（μg） |
|---|---|---|---|
| うし（肝臓） | 1,000 | だいず（国産，全粒，乾） | 260 |
| スモークレバー | 310 | ドリアン（果実） | 150 |
| モロヘイヤ | 250 | 茎にんにく | 120 |

*プテロイルモノグルタミン酸としての量
資料：「日本食品標準成分表2020年版（八訂）」

## （8）ビオチン（図2-5-11，表2-5-12）

生体内で，糖新生にかかわるカルボキシラーゼの補酵素としてはたらく。腸内細菌

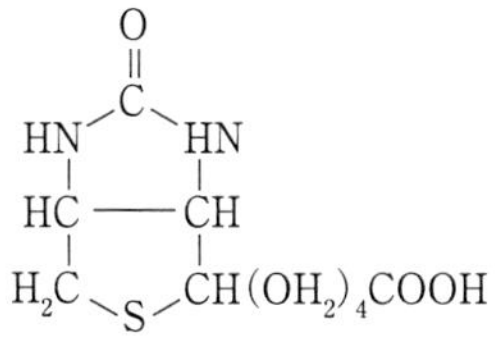

ビオチン 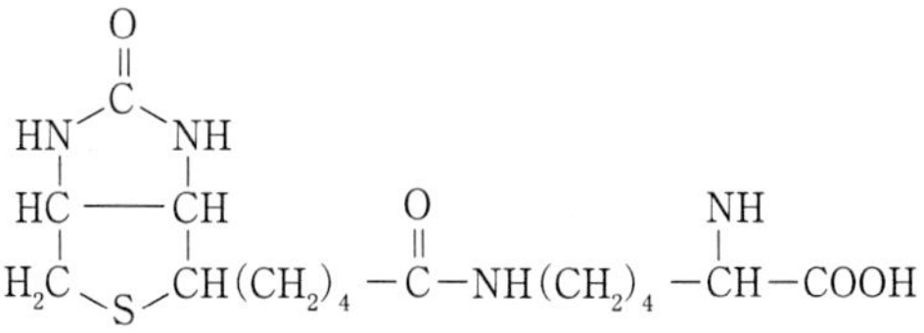　　　　　　　　　　ビオシチン（ε-N-ビオチニル-L-リシン）

**図2-5-11　ビオチンの化学構造**

注：ビオチンは，食品中ではたんぱく質のリシン残基と共有結合しており，小腸の酵素により加水分解されビオシチン（biocytin）となり，さらにビオチンとリシンに加水分解され吸収される。

---

[20]　妊娠1か月前から妊娠3か月までの間，1日400μgの葉酸摂取を推奨している。

表2－5－12　食品中のビオチン含量（可食部100 g当たり）

| 食品名 | 含量（μg） | 食品名 | 含量（μg） |
|---|---|---|---|
| にわとり（肝臓） | 230.0 | 鶏卵（卵黄，生） | 65.0 |
| らっかせい（乾） | 92.0 | アーモンド(フライ,味付け) | 60.0 |
| ぶた（肝臓） | 80.0 | しいたけ（乾） | 41.0 |
| あおのり（素干し） | 71.0 | だいず（国産，乾） | 28.0 |

資料：「日本食品標準成分表2020年版（八訂）」

による生合成があるため，欠乏しにくいが，生卵の過食によってビオチンが卵白中のたんぱく質であるアビジンと結合し，吸収を阻害することが知られている。動物の肝臓や種実に多く含まれ，欠乏症として皮膚炎，脱毛がある。

### （9）ビタミンC（図2－5－12，表2－5－13）

化学名L–アスコルビン酸。水溶性で酸味を有するビタミンである。極めて酸化されやすく，熱や光に弱い。L–アスコルビン酸（還元型）は酸化されることで，デヒドロアスコルビン酸（酸化型）に変化する。その還元作用から，抗酸化剤として食品加工で利用される。さらに酸化され，2,3–ジケトグロン酸になると不可逆的でビタミンCの効果はない。野菜，果物に多く含まれ，欠乏症には壊血病や骨形成不全がある。

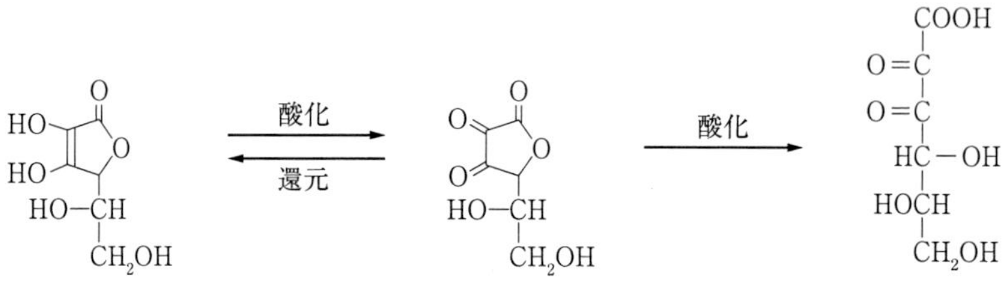


L－アスコルビン酸　L－デヒドロアスコルビン酸　L－2,3ジケトグロン酸

図2－5－12　ビタミンCと酸化生成物の化学構造

表2－5－13　食品中のビタミンC含量（可食部100 g当たり）

| 食品名 | 含量（mg） | 食品名 | 含量（mg） |
|---|---|---|---|
| グァバ（生） | 220 | かき（甘がき，生） | 70 |
| あまのり（ほしのり） | 160 | キウイフルーツ | 71 |
| パセリ（葉） | 120 | いちご（生） | 62 |
| ブロッコリー（花序，生） | 140 | じゃがいも（生） | 28 |

資料：「日本食品標準成分表2020年版（八訂）」

## 4 プロビタミン

体内に摂取した後や紫外線の照射などによってビタミンに変化し，ビタミンと同様のはたらきをする物質，いわゆる「ビタミンの前駆物質」をプロビタミン（provitamin）とよぶ。植物由来の色素カロテノイドが，体内でビタミンAに変換されるプロビタミンA（α–，β–，γ–カロテン，β–クリプトキサンチン），紫外線照射でビタミン$D_2$と$D_3$

2-5 ビタミン *81*

にそれぞれ変換されるプロビタミン $D_2$（エルゴステロール）とプロビタミン $D_3$（7-デヒドロコレステロール）などがある。

**参考文献**

櫻井芳人監修／荒井綜一・倉田忠男・田島眞編『新・櫻井総合食品事典』同文書院，2012

杉田浩一・平宏和・田島眞・安井明美編『日本食品大事典（第3版）』医歯薬出版，2013

George J. Siegel. *Basic Neurochemistry* 7*th edition*. ELSEVIER，2006

Molly M. Bloomfield. *Chemistry and the Living Organism*. Wiley，1992

---

**演習問題**

1．ビタミンについての記述である。**誤っている**のはどれか。1つ選べ。

（1）ビタミン A，B群，C は，水溶性ビタミンである。

（2）ビタミン C と E は，抗酸化作用がある。

（3）ビタミン $B_1$ と $B_2$ は，エネルギー代謝にかかわる。

（4）カロテンはプロビタミンとよばれ，体内でビタミン A としてはたらく。

（5）ビタミンは不足すると欠乏症や成長に影響がでる。


2．ビタミンに関する記述である。正しいのはどれか。1つ選べ。

（1）植物には，プロビタミン A のフラボノイドが存在する。

（2）干ししいたけには，エルゴカルシフェロールが多く含まれる。

（3）大豆油は，$\gamma$-トコフェロールよりも $\alpha$-トコフェロールを多く含む。

（4）レチノールは，にんじんに多く含まれる。

（5）ナイアシンは，アリシンと結合してアリチアミンとなる。


3．ビタミンに関する記述である。正しいのはどれか。1つ選べ。

（1）ビタミン D が不足するとくる病になるが，食品からの給源としては果実類，野菜類が有効である。

（2）ビタミン K は緑葉野菜，レバーなどに多く含まれ，血液凝固因子の1つである。

（3）ビタミン E は植物油での含量が多く，食品では天然抗酸化剤として作用しない。

（4）ナイアシンは肝臓，肉類，魚類などに多く含まれ，生体ではトリプトファンから合成される脂溶性ビタミンである。

（5）ビタミン $B_2$ はチーズ，卵，魚，牛乳に多く含まれるが，熱に弱く，調理によって60% 以上損失する。


4．ビタミンに関する記述である。**誤っている**のはどれか。1つ選べ。

（1）ビタミン A は生体内ではエステルの形で多く存在し，有機溶媒によく溶けるが，酸

82 第2章 食品の成分

化されやすく，特に光と熱の存在下ではいっそう不安定である。

(2) プロビタミンDには植物性食品由来のエルゴステロールと動物性食品由来の7-デヒドロコレステロールの2つがあり，紫外線照射によってそれぞれ$D_2$と$D_3$になる。

(3) ビタミン$B_2$は光によって分解されやすく，酸性・中性ではルミフラビンに，アルカリ性ではルミクロームに光分解され，後者はクロロホルムに可溶となる。

(4) ビタミン$B_1$は酸性では安定で100℃で2～3時間の加熱にも耐えるが，中性およびアルカリ性では分解されやすい。

(5) ビタミンEにはトコフェロール系列とトコトリエノール系列の2つが存在し，両者ともに抗酸化作用を有する。


# 2-6 | 無機質（ミネラル）

## ❶ 無機質の種類

無機質（ミネラル）は，人体を構成するうえで必須であり，生命活動に欠くことができない代謝調節機能等の多くの生理作用と密接な関係をもっている。たんぱく質，脂質，炭水化物の三大栄養素に無機質，ビタミンを加えて五大栄養素とよばれている。

無機質とは，人体を構成する元素のうち，酸素O，炭素C，水素H，窒素N以外の元素のことで，人体の水分や有機質（たんぱく質，脂質，炭水化物，ビタミンなど）を構成する元素である酸素（約65%），炭素（約18%），水素（約10%），窒素（約3%）の約96%を除いた約4%が無機質である。無機質は人体内では生合成できないので，食物から摂取しなければならない。

表2-6-1に人体に存在する元素の量（標準男性体重70 kg）を示したが，現在はさらにいろいろな元素が測定できる可能性がある。分析化学では1%以上あるものを主成分，0.01%までを少量成分，0.001%以下を微量成分（0.0001%以下を超微量成分）とよんでいる。

「日本人の食事摂取基準[*21]（2020年版）」では，ヒトにおいて必須性が認められる無機質として，ナトリウムNa，カリウムK，カルシウムCa，マグネシウムMg，リンP，鉄Fe，亜鉛Zn，銅Cu，マンガンMn，ヨウ素I，セレンSe，クロムCr，モリブデンMoの13種類が収載されている。このうち，体内での存在量が多く，成人の1日の摂取量がおおむね100 mg以上となる無機質（多量ミネラル）は，ナトリウ

---

*21 日本人の1日に必要なエネルギーや栄養素量を示した基準で，厚生労働省が策定した。健康な個人または集団を対象とし，国民の健康の維持・増進，生活習慣病の予防や，フレイル（虚弱，要介護）予防を目的とし，エネルギーおよび各栄養素の摂取量の基準を示したものである。

2-6 無機質（ミネラル）　83

表2-6-1　人体内の元素

| 元素名 | | 必須性：日本人の食事摂取基準 | | 体内存在量（%） | 体重70 kgのヒトの体内存在量 |
|---|---|---|---|---|---|
| | | 多量ミネラル | 微量ミネラル | | |
| 酸素 | O* | | | 65.0 | 45.50 kg |
| 炭素 | C* | | | 18.0 | 12.60 kg |
| 水素 | H* | | | 10.0 | 7.00 kg |
| 窒素 | N* | | | 3.0 | 2.10 kg |
| カルシウム | Ca | ◎ | | 1.5 | 1.05 kg |
| リン | P* | ◎ | | 1.0 | 0.70 kg |
| 硫黄 | S* | | | 0.25 | 175 g |
| カリウム | K | ◎ | | 0.2 | 140 g |
| ナトリウム | Na | ◎ | | 0.15 | 105 g |
| 塩素 | Cl* | | | 0.15 | 105 g |
| マグネシウム | Mg | ◎ | | 0.05 | 35 g |
| 鉄 | Fe | | ○ | | 6 g |
| フッ素 | F* | | | | 3 g |
| ケイ素 | Si* | | | | 2 g |
| 亜鉛 | Zn | | ○ | | 2 g |
| ストロンチウム | Sr | | | | 320 mg |
| ルビジウム | Rb | | | | 320 mg |
| 臭素 | Br | | | | 200 mg |
| 鉛 | Pb | | | | 120 mg |
| マンガン | Mn | | ○ | | 100 mg |
| 銅 | Cu | | ○ | | 80 mg |
| アルミニウム | Al | | | | 60 mg |
| カドミウム | Cd | | | | 50 mg |
| スズ | Sn | | | | 20 mg |
| バリウム | Ba | | | | 17 mg |
| 水銀 | Hg | | | | 13 mg |
| セレン | Se | | ○ | | 12 mg |
| ヨウ素 | I | | ○ | | 11 mg |
| モリブデン | Mo | | ○ | | 10 mg |
| ニッケル | Ni | | | | 10 mg |
| ホウ素 | B* | | | | 10 mg |
| クロム | Cr | | ○ | | 2 mg |
| ヒ素 | As | | | | 2 mg |
| コバルト | Co | | | | 1.5 mg |
| バナジウム | V | | | | 0.2 mg |

＊は非金属元素
注1：多量ミネラル（5元素），微量ミネラル（8元素）である。

ム，カリウム，カルシウム，マグネシウム，リンの5種類であり，100 mgに満たない無機質（微量ミネラル）は，鉄，亜鉛，銅，マンガン，ヨウ素，セレン，クロム，モリブデンの8種類である。性年齢により，推定平均必要量，推奨量，目安量などが策定されている。

「日本食品標準成分表」では無機質の総量は，食品を550℃で焼いたときに残る灰

の量を灰分（ash）として測定されるが，灰分の場合，燃焼中に炭素など一部の元素が残ることや，塩素やヨウ素，硫黄やリンなどのように燃焼中に大部分あるいは一部が揮散する元素もあるので，灰分量は食品中の無機質の総量と一致しない。

## ❷ 多量ミネラル

### （1）ナトリウム（Na）

　動物性食品に多く，海藻を除く植物性食品には少ない。塩化ナトリウムの形で食塩として摂取することが多く，日本人は過剰に摂取する傾向がある。食塩相当量（g）は，ナトリウム量（g）に 2.54 を乗じて算出される。ナトリウムは高血圧症の原因になるが，食品添加物はナトリウム塩が多いので，調味料（グルタミン酸ナトリウムなど），保存料（ソルビン酸ナトリウムなど）からの摂取にも注意が必要である。

### （2）カリウム（K）

　動植物性食品に含まれるが，特に海藻類，いも類，果実類，野菜類など，植物性食品に広く含まれている。植物性食品に含まれる塩類は，ナトリウム塩は少なく，主にカリウム塩である。カリウムは血圧上昇を抑制するといわれている。ナトリウムとの摂取バランスが重要である。

### （3）カルシウム（Ca）

　牛乳，乳製品，小魚，海藻類などに多く含まれる。生体中のカルシウムの 99% は骨と歯に含まれている。日本人はカルシウムの不足が指摘されており，高齢者はもとより若年層の骨粗鬆症も問題になっている。吸収率は，リン，ビタミン D，良質なたんぱく質，乳糖の存在で高くなる。ほかに，カゼインホスホペプチド（CPP），クエン酸リンゴ酸カルシウム（CCM），フラクトオリゴ糖などが吸収促進因子である。穀類や大豆に多く含まれるフィチン酸や，ほうれんそう中のシュウ酸などの有機酸は，カルシウムと結合して不溶性物質となり，吸収を阻害する。

### （4）マグネシウム（Mg）

　カルシウムとともにリン酸塩として骨に存在するが，筋肉や体液中ではイオンとしてさまざまな酵素の活性化に関与し，細胞のエネルギー代謝やたんぱく質の合成などにも関係している。海藻類，豆類，緑黄色野菜，小麦などに多く含まれ，通常の食事で不足することはないが，マグネシウムの過剰摂取は，カルシウムの排泄を促してしまう。カルシウムとマグネシウムの摂取比率は，2：1 がよいとされている。

### （5）リン（P）

　生体中のリンのほとんどは，カルシウムと結合した形で骨や歯を構成している。また核酸，ATP，リン脂質，リンたんぱく質をはじめ，有機リンとして広く存在している。穀類や大豆には，キレート作用が強いフィチン酸として多く含まれ，カルシウ

ムなどのミネラルと結合し，その吸収を阻害する。リンはほとんどの食品に含まれ，不足することはない。各種リン酸塩は清涼飲料水の酸味料，食肉結着剤，pH調整剤，乳化剤などの食品添加物として使用されているので，むしろ過剰摂取に注意を要する。リンの過剰摂取は，カルシウムの吸収を悪くする。

### 3 微量ミネラル

#### （1）鉄（Fe）

体内の鉄は約70%がヘム鉄（図2-6-1），約30%が非ヘム鉄として存在している。ヘム鉄は主に赤血球のヘモグロビンと筋肉の色素であるミオグロビンの構成成分となり，酸素の運搬や酸素の細胞内保持としての機能を果たしている。肉類のレバー，豆類，あさり，こまつな，ほうれんそうなどに多く含まれる。鉄が不足すると，赤血球生成の減少により貧血となるが，特に女性や妊婦に鉄欠乏性貧血が多い。肉類の鉄はヘム鉄としてヘモグロビンやミオグロビンに含まれ，吸収率が10～20%とよい。一方，植物性食品には非ヘム鉄として含まれるが，この場合の吸収率は1～10%と低い（図2-6-2）。鉄の吸収を促進する因子としてアスコルビン酸などがあり，吸収阻害の因子としては，フィチン酸，タンニン，ホスビチンなどがある。

#### （2）亜鉛（Zn）

肉類，卵類，いか・えび・貝（魚類以外の魚介類），豆類などに多い。核酸やたんぱく質の合成に関与する酵素の構成金属元素である。亜鉛が欠乏すると味覚・嗅覚障害，成長遅延，性腺発育不全などを起こす。

#### （3）銅（Cu）

頭足類（いか・いいだこ），貝（かき），しゃこ，牛レバーなどに多い。シトクロム

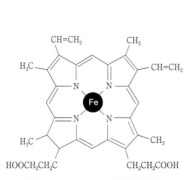

図2-6-1 ヘム鉄の構造式

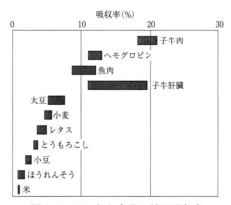

図2-6-2 主な食品の鉄の吸収率
資料：森田潤司・成田宏史編『食品学総論（第2版）』化学同人，2015，p.119

86　第2章　食品の成分

酸化酵素の構成金属元素で，この酵素は鉄の利用に関係しているため，鉄を十分に摂取していても，銅が不足すると貧血を起こす。そのほか欠乏症としては，毛髪異常，骨・動脈異常，生殖機能不全，神経障害などがある。人乳に比べて牛乳の銅含量は少なく，乳児用調製粉乳に銅の添加が認められている。

### （4）マンガン（Mn）

植物性食品，なかでも茶葉や海藻などに多く含まれる。ピルビン酸カルボキシラーゼの構成金属元素である。マンガンの欠乏により骨の異常，耐糖能の低下などが生じる。

### （5）ヨウ素（I）

甲状腺ホルモンの成分として発育を促進する。ヨウ素欠乏により甲状腺機能低下症，甲状腺腫（甲状腺の異常肥大や過形成），過剰摂取によっても，甲状腺機能亢進症，甲状腺腫になる。海藻や魚介類に多く含まれ，通常の食事で不足することはない。

### （6）セレン（Se）

魚介類，レバー，穀類に多く含まれており，グルタチオンペルオキシダーゼの活性部位を構成している。この酵素は細胞内の過酸化水素や過酸化脂質を還元することから，セレンは生体内抗酸化反応において重要な役割を果たす。そのほかにも，セレンを含むたんぱく質は各種の生体内反応にかかわっている。セレンの欠乏症には，心筋障害を起こす克山病（ケシャン病），カシン・ベック病があるが，日本では欠乏症はみられない。

### （7）クロム（Cr）

クロムは有毒な環境汚染物質として知られているが，それは酸化力が強く有毒な6価クロムである。3価クロムは生体にとっては必須元素の1つであり，糖質と脂質の代謝に関与し，生活習慣病の糖尿病や動脈硬化，高血圧を予防し，血液中の中性脂肪やコレステロール値を正常にすると考えられている。広く動植物中に存在している。

### （8）モリブデン（Mo）

酵素のはたらきを助ける機能を有し，体内での鉄の利用を高め，貧血の予防に有効である。摂取上限が決められているが，日常生活での過剰症の心配はない。穀類，豆類，乳・乳製品，肝臓に多く含まれる。


## ❹ 酸性食品とアルカリ性食品

食品を完全に燃焼させて，残った灰分を水に溶解し，その溶液のpHによって酸性食品，アルカリ性食品と区別することがある。水溶液を中和するのに必要な1M NaOH溶液またはHCl溶液のmL数を食品の酸度，アルカリ度という。穀類，肉類，魚類にはリン，硫黄，塩素などが多く，酸性を示すので酸性食品とよぶ。野菜，果物，い

も類，海藻，牛乳などはナトリウム，カリウム，カルシウム，マグネシウムが多く，アルカリ性を示すのでアルカリ性食品とよぶ。食生活指針（厚生省，農林水産省，文部省）で掲げられているように多様な食品の摂取目標は，酸性食品とアルカリ性食品のバランスを考えて摂取することにつながる。

## 5 有害な元素

食品の成分として，生体に有害な元素の混在は考えられない。事故により，有害な物質が食品中に混在しないように，現在，いろいろな法律が策定されている。有害な元素が過剰に体内に入った場合は悪影響を及ぼすので，理解しておくべきである。

たとえば，過去に，有機水銀は水俣病，カドミウムはイタイイタイ病などの公害病，そのほか，原子力発電所の事故による放射性物質（ヨウ素$^{131}$I，セシウム$^{134}$Cs，セシウム$^{137}$Cs，ストロンチウム$^{90}$Sr，）の食品の混在が発生した。

**参考文献**

髙野克己・渡部俊弘編著『パソコンで学ぶ食品化学―目で見える食品成分とその変化』三共出版，2009

**演習問題**

1．無機質に関する記述である。正しいのはどれか。1つ選べ。
  (1) 食品に含まれるシュウ酸は，カルシウムの吸収を阻害する。
  (2) カリウムは，小魚類や牛乳，乳製品などに多く含まれ，骨の形成に関与する。
  (3) カリウムは，細胞外に多く存在する。
  (4) 亜鉛は，体内で甲状腺ホルモンの合成に利用される。
  (5) ヨウ素が欠乏すると，味覚障害などが起こる。

2．無機質に関する記述である。正しいのはどれか。1つ選べ。
  (1) 食品や人体には約10種類の必須元素が存在し，これらの元素のうち無機質は1%未満である。
  (2) 食品中に含まれるフィチン酸は，カルシウム，マグネシウム，亜鉛などの吸収を促進する。
  (3) ナトリウムは，細胞内に多く存在する。
  (4) クロロフィルは鉄を含むため，鉄は緑葉野菜に多く含まれている。
  (5) 母乳に多い鉄結合たんぱく質のラクトフェリンは，乳児の免疫など生体防御に機能している。

88 第2章 食品の成分

3．無機質に関する記述である。正しいのはどれか。1つ選べ。

(1) 鉄の吸収を高める物質にビタミンEがある。

(2) フッ素は清涼飲料水の酸味料など食品添加物として広く使われている。

(3) ナトリウムは動物性食品に多く，植物性食品には少ない。

(4) コバルトの供給源はビタミンKを含む食品で，肉類など動物性食品や納豆などに含まれている。

(5) カルシウムの吸収を手助けするものとしてビタミンA，クエン酸などがある。


4．無機質に関する記述である。**誤っている**のはどれか。1つ選べ。

(1) カルシウムは，干しえびやひじき，チーズに多く含まれている。

(2) カリウムは野菜類，いも類に多く含まれるが，ゆで操作により減少する。

(3) 鉄は緑黄色野菜や肝臓などに多く含まれるが，一般に動物性食品の鉄のほうが植物性食品より利用率が高い。

(4) リンは穀類をはじめ食品に広く分布しているので，不足より過剰摂取に注意することが大切である。

(5) マグネシウムは葉緑素の構成成分であり，緑黄色野菜には多いが，穀類，豆類には少ない。


5．無機質に関する記述である。正しいのはどれか。1つ選べ。

(1) ほうれんそうはカルシウム含量が多いが，フィチン酸が含まれているため，カルシウムの吸収率は悪い。

(2) 食品中の鉄はヘム鉄と非ヘム鉄とに分けられ，一般にヘム鉄の吸収は非ヘム鉄よりもかなり低い。

(3) クロムは3価は有害であるが，6価は生体に必須である。

(4) 銅は人乳より牛乳のほうが含量が少ないため，乳児用調製粉乳に添加されている。

(5) ヨウ素は魚介類に多く含まれ，欠乏すると克山病が発生する。


6．無機質に関する記述である。**誤っている**のはどれか。1つ選べ。

(1) カルシウムは人体のなかのミネラルではリンに次いで多く，骨や歯に多い。

(2) マグネシウムは穀類，ナッツ類に多く含まれている。

(3) 食品中のリンはすべてリン酸塩の形で含まれ，豆類，魚介類，穀類などに多い。

(4) 亜鉛は結晶インスリンの成分で，抹茶やかき（貝）に多く含まれている。

(5) コバルトはビタミン$B_{12}$の構成成分で，悪性貧血の予防に重要である。

## 2-7 ┃ 非栄養成分

### ① 食物繊維

　食物繊維は，「ヒトの消化酵素で消化されない食品中の難消化性成分」の総称である。食物繊維は，食品の保水性，粘度，イオン交換作用などの物理・化学的機能に加え，栄養素ではないが機能は多方面にわたっている。食物繊維は，水への親和性の違いによって水溶性食物繊維と不溶性食物繊維に分けられる。水溶性食物繊維と不溶性食物繊維とで生理的な機能は異なるが，腸内細菌叢の改善，血糖値の上昇の抑制，コレステロール低下作用などの健康保持・増進効果が期待される。

　水溶性食物繊維の代表例としては，ペクチン，グルコマンナン，アルギン酸，イヌリンなどがあげられる。水溶性食物繊維は，胃内で膨潤するため満腹感を与え，食物過剰摂取の抑制が期待できる。また，胃内滞留時間を増加させる効果があるため，食後の血糖値の上昇の抑制が期待できる。さらに，胆汁酸やコレステロールの吸着・排除のはたらきをするため，血清コレステロール値の低下作用を示すほか，大腸内ではプレバイオティクス効果を示し，腸内環境の改善，排便促進，整腸作用が期待できる。

　不溶性食物繊維の代表例としては，セルロース，ヘミセルロース，キチンなどがあげられる。不溶性食物繊維は，大腸で便のかさを増やして大腸を刺激することで蠕動運動を促進し，排便を促す効果が期待できる。また，不溶性食物繊維の多い食品は，よく噛む必要があるため咀しゃく回数が増加し，唾液や胃液の分泌が促進され，満腹感の高揚にも効果がある。

　以下に主な食物繊維とその生理作用を示す。

#### （1）難消化性デキストリン

　難消化性デキストリンは，各種でんぷんを少量の塩酸で処理後，アミラーゼ処理で分解されずに残った難消化性物質を精製することで得られる。難消化性デキストリンには，食後の血糖値，血清中性脂肪値の上昇の抑制，腸内環境の改善の効果が期待でき，保健機能食品の特定保健用食品，機能性表示食品の関与成分として多く利用されている。

#### （2）グルコマンナン

　グルコマンナンは，グルコースとマンノースが約1：2の比率で重合した多糖であり，こんにゃくいもの主成分である。こんにゃく粉とともに食事をすると食後の急激な血糖値の上昇を緩和したり，血清コレステロール値を低下させたりするはたらきがあることが報告されているため，糖尿病や脂質異常症の予防が期待できる。

90 第2章 食品の成分

### （3）アルギン酸

アルギン酸は，D-マンヌロン酸と L-グルクロン酸が β-1，4 結合で重合した多糖で，こんぶやわかめなどの褐藻類に含まれる。こんぶのぬめりの正体である。生理作用としては，抗便秘をはじめとし，血清コレステロール値や血圧の上昇抑制作用などがあげられる。

## 2 ポリフェノール

ポリフェノールとは，同一ベンゼン環上に複数の水酸基（-OH 基）をもつ化合物の総称で多価フェノールともいう。自然界では，重合体や配糖体構造を形成しているものも存在し，分子構造は多種多様である。植物界に広く分布しており，野菜や果物に含まれる色，香り，渋味，アクの成分である。

主にポリフェノールは，フラボノイド系，リグナン系，フェニルカルボン酸系，クルクミン系，クマリン系の5種類に分類される。さらに，フラボノイド系は，フラバン（ベンゼン環（$C_6$）が炭素（$C_3$）でつながった $C_6$-$C_3$-$C_6$）を基本構造にもち，アントシアニジン類，フラボン類，フラボノール類，イソフラボン類，フラバン類，フラバノール（カテキン）類，フラバノン類，フラバノノール類，カルコン類に分類される。ポリフェノールの分類と化学構造を**図 2-7-1** にまとめた。**図 2-7-1** に示すように，フラボノイド系ポリフェノールは共役二重結合を有するため，pH により色調が変化する。

以下に主なポリフェノール類を示す。

### （1）アントシアニジン類

ぶどう，いちご，ブルーベリーなどの果物，なす，しそなどの赤や紫の色はアントシアニジンによるものである。一般的に野菜や果物のなかでは，糖と結合した配糖体（アントシアニン）として存在している。酸性で赤色，中性で紫色，アルカリ性で青色を呈す。

### （2）イソフラボン類

大豆は，ゲニステイン，ダイゼイン，グリシテインなどのイソフラボンが多く含まれている。大豆中でイソフラボンは，配糖体，マロニル化配糖体，アセチル化配糖体として多くが存在している。大豆エストロゲンは，女性ホルモンのエストロゲン様の構造をしているため，女性ホルモン様作用を示す。

### （3）カテキン類

茶に多く含まれるポリフェノールで，緑茶中には主にシス型のエピカテキン（EC），エピガロカテキン（EGC），エピカテキンガレート（ECG），エピガロカテキンガレート（EGCG）が存在し，約70% が EC と EGCG で占められる。

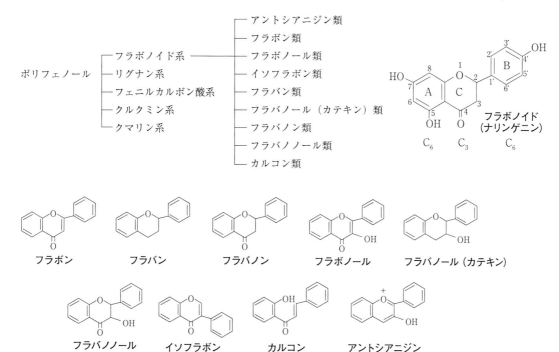

図2-7-1 ポリフェノールの分類と化学構造

　一般的にポリフェノール類の物質は，体内の活性酸素を除去する作用（抗酸化作用），抗炎症作用，抗腫瘍効果などさまざまな生理作用を有しているため，動脈硬化，糖尿病，老化の予防などに役立つと考えられている。

### 演習問題

1．食物繊維についての記述である。**誤っている**のはどれか。1つ選べ。
  (1) ヒトの消化酵素で消化されない食物中の難消化性成分の総称である。
  (2) 食物繊維は，セルロース，ヘミセルロース，ペクチン質，リグニン，キチン，グルコマンナンなど，すべて植物起源の物質である。
  (3) 食物繊維の1つであるカルボキシメチルセルロースは，食品添加物としても用いられている。
  (4) 食物繊維は整腸や排便を促す作用があり，生活習慣病を予防する効果がある。
  (5) 食物繊維には，水溶性食物繊維と不溶性食物繊維とがある。

2．食物繊維に関する記述である。正しいのはどれか。1つ選べ。
  (1) 食物繊維の構成成分であるグルコースは，L型の場合が多い。
  (2) 食物繊維を構成する代表的な六炭糖の1つは，D-キシロースである。
  (3) キチンは血中コレステロールの上昇作用がある。

92 第2章 食品の成分

 (4) 非炭水化物系の食物繊維の構成成分として，リグニンがある。

 (5) 水溶性食物繊維は精白米に多い。


3．ポリフェノールに関する記述である。正しいのはどれか。1つ選べ。

 (1) 植物性食品より動物性食品に多い。

 (2) フェノールが多数重合した高分子構造である。

 (3) ポリフェノールの多くは抗酸化作用，抗腫瘍効果などさまざまな生理作用を有す。

 (4) ポリフェノールは高分子で腸からは吸収されない。

 (5) お茶に含まれるすべてのカテキン類はポリフェノールに属さない。

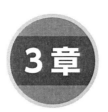

# 食品の嗜好成分

## 3-1 色素成分

　食品に含まれる色素成分には，植物由来のものと動物由来のものがある。味や香り，テクスチャーとともに食品のおいしさを決める重要な成分である。植物性色素にはカロテノイド（カロテンなど），フラボノイド，クロロフィルがあり，動物性色素にはヘム色素やアスタキサンチンがある（表3-1）。

### 1 植物性色素

#### （1）カロテノイド
　自然界に広く分布している脂溶性色素で赤橙黄色を呈する。イソプレノイドの一種で分子内に共役二重結合をもち，カロテンとキサントフィルに大別される。カロテン類の α-，β-，γ-カロテンは，にんじん，かぼちゃ，さつまいもに多く含まれ橙黄色を呈する。これらカロテンはプロビタミンAとして知られ，生体においてビタミンAに変換され生理機能を発揮する。

　一方，トマトやすいかに多く含まれる赤色色素のリコペンにはプロビタミンA活性はない。キサントフィル類の α-，β-クリプトキサンチンやゼアキサンチン，ルテインは黄色を呈し，とうもろこしやみかんに多く含まれる。赤色色素のカプサンチン，アスタキサンチンは，それぞれとうがらしやパプリカ，かにやえびに多く含まれる。このほかにもサフランやくちなしに多く含まれる橙黄色のクロセチンやクロシンなどがある。

　カロテノイドは，異性化が起こりやすいため退色するが，pHによる色調の変化はない。ブランチング，レトルト殺菌・冷凍には比較的安定である。近年は，抗酸化活性や免疫増強作用，骨代謝調節作用などの生理活性があることがわかり，機能性食品としても注目されている。

94　第3章　食品の嗜好成分

表3-1　食品の色素成分

| 分　類 | 種　類 | 成分<br>(左：配糖体, 右：アグリコン) | | 主な所在 | 色 | その他の特徴 |
|---|---|---|---|---|---|---|
| カロテノイド | カロテン | α-カロテン | | にんじん, かぼちゃ, さつまいも | 黄橙色<br>赤橙色 | イソプレノイドの一種。<br>カロテンとキサントフィルに大別される。<br>抗酸化作用がある。<br>二重結合があり, 異性化が起こりやすいため退色する。<br>ブランチング, レトルト殺菌・冷凍には安定。<br>動物性食品のカロテノイドは, 動物の食べる飼料やプランクトン等の植物成分に由来している。 |
| | | β-カロテン | | 卵黄 | | |
| | | γ-カロテン | | | | |
| | | リコペン | | トマト, 柿, すいか, あんず | | |
| | キサントフィル | ルテイン | | 卵黄, とうもろこし, あまのり | | |
| | | クリプトキサンチン | | みかん, とうもろこし, パパイア | | |
| | | カプサンチン | | とうがらし, パプリカ | | |
| | | アスタキサンチン | | えび, かに, さけ, ます肉 | 赤色 | |
| フラボノイド | フラバノン | ヘスペリジン | ヘスペレチン | かんきつ類<br>(みかん缶詰の白濁原因) | フラボノイド系<br>無色〜淡黄色 | ポリフェノール化合物。<br>強い抗酸化作用がある。<br>フラボノイドはギリシャ語の黄色を表す言葉が語源。<br>多くは配糖体として存在する。<br>なすや黒豆にミョウバンや鉄釘を入れると色が鮮やかになる。 |
| | | ナリンギン | ナリンゲニン | かんきつ類<br>(苦味成分) | | |
| | | エリオシトリン | エリオジクチオール | かんきつ類 | | |
| | フラボン | アピイン | アピゲニン | パセリ, セロリ | | |
| | フラボノール | ルチン | ケルセチン | そば, たまねぎ | | |
| | | アストラガリン | ケンフェロール | いちご | | |
| | イソフラボン | ダイジン | ダイゼイン | 大豆 | | |
| | | ゲニスチン | ゲニステイン | 大豆 | | |
| | アントシアニン | シソニン | シアニジン | 紫しそ | アントシアニン系<br>青色〜赤色 | |
| | | ナスニン | デルフィニジン | なす | | |
| | | カリステフィン | ペラルゴニジン | いちご | | |
| | | デルフィニン | デルフィニジン | ぶどう | | |
| | | クリサンテミン | シアニジン | 黒豆, ブルーベリー | | |
| ポルフィリン系色素 | クロロフィル | 葉緑素<br>クロロフィル | | 野菜(葉緑素) | 緑色 | ポルフィリン環の中央にMg$^{2+}$が配位している。<br>熱や酸に不安定。<br>クロロフィルaとクロロフィルb<br>　　　3　　：　1<br>の存在比。 |
| | ヘム色素 | ミオグロビン | | 畜肉 | 赤色〜褐色 | ポルフィリン環の中央にFe$^{2+}$が配位している。<br>ミオグロビンとヘモグロビンはヘムとたんぱく質が結合したヘムたんぱく質である。 |
| | | | | 魚肉 | | |
| | | ヘモグロビン | | 血液 | | |
| その他 | | クルクミン | | カレー, たくあん, マーガリン | 黄色 | ウコンから抽出される色素。 |

## （2）フラボノイド

ジフェニルプロパン構造（$C_6$–$C_3$–$C_6$）を基本骨格にもつ化合物の総称で，野菜や果物など植物に多く含まれる。多くはアグリコンに糖が付加した配糖体として存在しており水溶性である。また，強い抗酸化作用を示すものが多い。基本構造からフラバノン，フラボン，フラボノール，イソフラボン，アントシアニジン，カテキンなど（図2-7-1参照）に分類される。

フラバノン類のヘスペリジン，ナリンギンは，みかんやグレープフルーツなどかんきつ類に多く含まれる。また，ナリンギンは果皮に多く含まれる苦味成分として知られる。フラボン類のアピイン（配糖体）やアピゲニン（アグリコン）はパセリやセロリ，フラボノール類のルチン（配糖体）やケルセチン（アグリコン）はたまねぎやそば，イソフラボン類のダイゼインやゲニステインは大豆に多く含まれる。これらフラボノイド類（フラボンとフラボノール）は無色から淡黄色を呈する。

アントシアニジン類のデルフィニジン，カリステフィン，ペラルゴニジン，シアニジン，ナスニン，シソニンは，ぶどう，いちご，なす，しそなどに多く含まれる。アントシアニジン系は青色から赤色を呈する。アントシアニジン類（アグリコン）に糖が結合した配糖体は，アントシアニンという総称名でよばれる。ナスニンやシソニンはそれぞれ，デルフィニジンとシアニジンの配糖体である。アントシアニン類は，共役二重結合をもつため pH により色調が変化し，酸性条件下では赤色，アルカリ性条件下では青色に変わる（図3-1）。また，マグネシウムや鉄などの金属とキレート錯体をつくり，安定な青色を呈する。なすの漬物や黒豆つくりにミョウバンや鉄釘を入れると色が鮮やかになるのはこのためである。

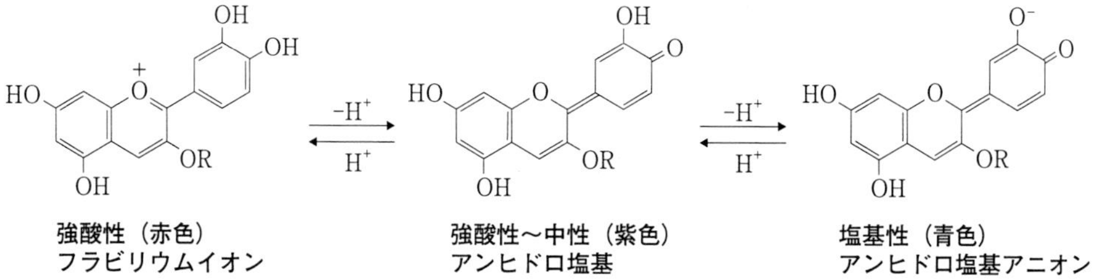

図3-1　アントシアニジンの pH による色調の変化

## （3）クロロフィル

ポルフィリン環に2価のマグネシウムイオン（$Mg^{2+}$）が配位した化合物を総称してクロロフィル（葉緑素）という（**図3-2・左**）。光合成を行う生物の緑色色素で，クロロフィル a，クロロフィル b などがある。いずれも脂溶性であり熱や酸に不安定である。マグネシウムが外れた化合物はフェオフィチンとよばれる（**図3-3**）。

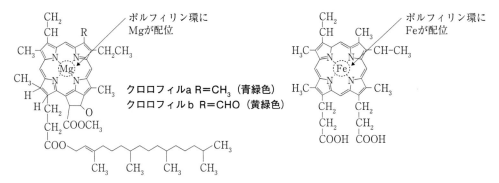

図3-2 クロロフィル（左）とヘム色素（右）の化学構造

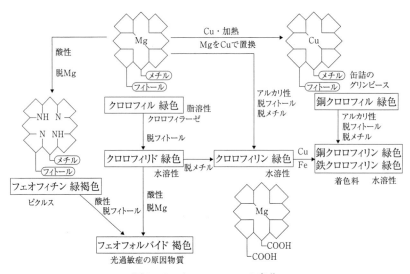

図3-3 クロロフィルの変化
資料：種村安子ほか著『イラスト食品学総論』東京教学社, 2007, p.88

## 2 動物性色素

### (1) ヘム色素

ポルフィリン環に2価の鉄イオン（$Fe^{2+}$）が配位したヘムという化合物を有する物質を総称してヘム色素という（**図3-2・右**）。食肉中のミオグロビンや血液中のヘモグロビンは，ヘムを有しているので赤色を呈する。

新鮮な生肉のミオグロビンはポルフィリン内に2価の鉄（$Fe^{2+}$）をもち暗赤色を呈するが，空気に触れてヘム色素が酸素化されると鮮赤色のオキシミオグロビン（$Fe^{2+}$）となる。オキシミオグロビンが酸化されて鉄イオンが電子を失うと3価となり，暗褐色のメトミオグロビン（$Fe^{3+}$）に変化する。さらに加熱するとメトミオグロビンはメトミオクロモーゲン（$Fe^{3+}$）へと変化し，灰褐色となる。一方，亜硝酸塩やアスコルビン酸を加えて一酸化窒素をミオグロビン結合させると，鮮赤色のニトロソミオグロ

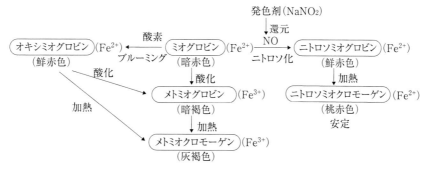

図3-4 ミオグロビンの変化

ビン（$Fe^{2+}$）に変化する（図3-4）。さらに加熱するとニトロソミオクロモーゲン（$Fe^{2+}$）へと変化し、きれいな赤色を呈する。ハムやソーセージなどの加工食品では、この原理を応用している。亜硝酸塩は食中毒菌（ボツリヌス菌）などの繁殖抑制効果がある。

### （2）カロテノイド

えび、かに、さけ、ます、卵黄の色はカロテノイド系のキサントフィルに由来している。動物はカロテノイドを直接生合成できないが、餌となるプランクトンや海藻、飼料などから摂取して体内に貯蔵しているため、それらの色を呈している。また、えびやかにをゆでた際にきれいに赤く色付くのは、加熱によりたんぱく質が変性してカロテノイドから離れるためである。

|演習問題|

1. 食品の色に関する記述である。**誤っている**のはどれか。1つ選べ。
   (1) 野菜などを長い時間放置しておくと退色するが、これは緑色色素のクロロフィルがフェオフィチンに変化するためである。
   (2) なすの色はナスニンとよばれるアントシアニンだが、鉄イオンと結合し安定な色をつくる。
   (3) 梅干に使われる紫色のしその葉に含まれる色素は、シソニンとよばれるカロテノイドの一種である。
   (4) トマト、すいかの色はリコペンとよばれるカロテノイドの一種で、酸化を受けやすく、酸化により退色する。
   (5) カロテノイドは野菜、果実に多く含まれる黄〜赤色の色素で、脂溶性色素である。

2. 食品の色に関する記述である。正しいのはどれか。1つ選べ。
   (1) 食肉の酸化型の色素は、ヘム鉄が2価のメトグロビンである。
   (2) バターおよび卵黄の色は、飼料から由来したフラボノイドによるものである。
   (3) しょうゆの色は、ストレッカー分解によって生じたメラノイジンによるものである。

98　第3章　食品の嗜好成分

（4）　紅茶の色は，主として緑茶のタンニン成分が酵素的酸化によって生じた褐変色素によるものである。

（5）　クルクミンはサフランから抽出された黄色色素である。


3．食品中の色素に関する記述である。正しいのはどれか。1つ選べ。

（1）　クロロフィルをアルカリ溶液で加熱すると，鮮緑色のクロロフィリドになる。

（2）　フェオフォルバイドは，カロテノイド系色素の分解により生じる。

（3）　メトミオグロビンに含まれる鉄は，2価鉄（$Fe^{2+}$）である。

（4）　リコペンは，ビタミンA効力をもつ。

（5）　ヘスペリジンは，みかん缶詰のシロップ白濁の原因となる。


4．色素についての記述である。正しいのはどれか。1つ選べ。

（1）　葉緑素はクロロフィルともよばれ，分子内に鉄原子を含む。

（2）　カロテノイドは野菜に多く含まれる色素で，すべてビタミンAの効力がある。

（3）　アントシアニンは水溶性色素で，酸性で青色系，アルカリ性で赤色系に変色する。

（4）　たまねぎの皮の黄色は，ケルセチンで抗酸化作用がある。

（5）　そばが黒っぽいのは，タンニンを含むからである。


# 3-2 ▌ 呈味成分


## ❶ 味の感覚

### （1）基本味

　ヒトは食品中に含まれるさまざまな呈味成分を総合的にとらえて感じている。味には，ほかの味の組み合わせによってつくることのできない，甘味，酸味，塩味，苦味，旨味という5つの基本味（原味）がある。旨味は日本の池田菊苗博士によって発見され，1980年代には国際的にも「umami」として認められるようになった。これ以外に感じる，辛味，渋味，エグ味，金属味，アルカリ味などは，舌の味細胞だけでなく皮膚感覚の刺激としてもとらえている味である。さらに，総合的な味として，あと味，コク，まろみなどがある。味の相互作用については，第6章で述べる。

### （2）感知の方法

　味を感じる器官は，口腔内の舌である。舌の表面は形態の異なる乳頭が分布しており，そのなかに味蕾（味覚芽）がある（図3-5）。味蕾のなかには味細胞が10〜20個あり，先端が集合して味孔を形成している。味孔に味覚物質が接触すると，味神経から延髄，視床下部，視床を経て大脳皮質味覚野に伝わり，味として認識する。個々の

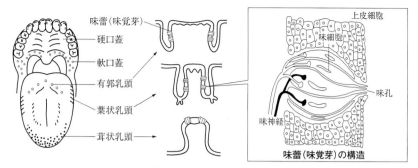

**図 3-5 味覚器官と味蕾（味覚芽）の構造**
資料：森田潤司・成田宏史編『食品学総論（第 3 版）』化学同人，2016，p. 204 より一部改変

味蕾はすべての味を受容するが，感知できる刺激の強度は舌の場所によって異なる。

### （3）味の閾値

ある物質に対し，ヒトが感覚刺激を感じることのできる最小濃度を閾値という。味物質では水溶液による味覚刺激の程度を調べ，味の強弱を比較するのに用いられる。閾値が大きいということは，刺激を感じるために必要な物質の量が多いといえる[*1]。甘味の閾値はほかの 4 つの基本味に比べて大きいが，酸味や苦味は甘味の約 1/400，約 1/10,000 と小さい。新生児でも酸味や苦味の識別ができるという実験結果がよく知られているが，酸味は食品の腐敗，苦味は毒性を連想させるため，これらの閾値が小さいことは，本能的に生体防御反応が行われていると考えられる。

## 2 味覚成分

### （1）甘味物質

主な甘味物質を表 3-2 に示す。甘味を呈する物質には，糖類，糖アルコール，天然甘味物質（配糖体，たんぱく質，アミノ酸），人工甘味物質などがある。

#### ① 糖 類

糖類のうち，単糖や二糖類は一般的に甘味を示すものが多い。最も甘い糖類はフル

[*1] 味物質の閾値

| 味の種類 | 味物質 | 閾値（%） |
|---|---|---|
| 甘　味 | ショ糖 | 0.5 |
| 酸　味 | 酢酸 | 0.0012 |
| 塩　味 | 食塩 | 0.2 |
| 苦　味 | 塩酸キニーネ | 0.00005 |
| 旨　味 | L-グルタミン酸ナトリウム | 0.03 |

資料：太田静行著『うま味調味料の知識』幸書房，1992，p. 39 より一部抜粋

100 第3章 食品の嗜好成分

クトースで，次いでスクロースである。スクロースは甘味物質の代表で家庭でも使用頻度の高い上白糖やグラニュー糖の主成分である。多糖類は無味であるが，消化酵素によって単糖や少糖にまで分解されると甘味を示すようになる。糖類は過剰摂取による生活習慣病の発症などに注意する必要があり，少量でも高い甘味度を示す天然甘味物質の検索や人工甘味物質の開発が行われている。また，エネルギーがゼロに近く，さまざまな機能性をもつ希少糖も見出されている。

② 糖アルコール

糖アルコールの甘味度は，キシリトールがスクロースと同じ程度であるが，それ以外ではスクロースより低い。糖アルコールは清涼感のある味を有し，低エネルギーでう蝕性も低く，非酵素的褐変反応（第4章参照）も起こりにくい。多量摂取では下痢を起こすことがある。糖アルコールも工業生産され，多くの食品に使用されている。

③ 天然甘味物質

物質の種類によってスクロースの数十倍から数千倍の甘味度を示す。ステビオシド

表3-2　主な甘味物質と甘味度

| 甘味物質 | | 物　質 | 甘味度* | 所　在 |
|---|---|---|---|---|
| 糖　類 | | グルコース | 0.6～0.7 | ぶどう，果実，はちみつ |
| | | フルクトース | 1.20～1.75 | 果実，はちみつ |
| | | スクロース | 1.0 | 砂糖，さとうきび，てん菜 |
| | | マルトース | 0.35～0.40 | 水あめ，焼きいも |
| 糖アルコール | | キシリトール（3 kcal/g） | 1.0 | カバノキ |
| | | ソルビトール（3 kcal/g） | 0.5～0.7 | 干し柿の白い粉，りんご，なし |
| | | マルチトール（2 kcal/g） | 0.75～0.95 | |
| | | マンニトール（2 kcal/g） | 0.5 | こんぶの白い粉 |
| 天然甘味物質 | 配糖体 | ステビオシド | 200～300 | ステビオの葉 |
| | | グリチルリチン | 150～250 | 甘草根 |
| | | フィロズルチン | 200 | 甘茶 |
| | たんぱく質 | タウマチン（ソーチマン） | 2500～3000 | クズウコン科植物種子 |
| | | モネリン | 1500～2500 | ベリー果実（西アフリカ） |
| | | マビンリン | 300 | バビンロウの実 |
| | | リゾチーム（精製） | 20 | 卵白 |
| | アミノ酸 | D-トリプトファン | 35 | |
| | | グリシン | 0.9 | |
| | | アラニン | (L) 1，(D) 3 | |
| | | L-プロリン | | |
| | | L-セリン | | |
| 人工甘味物質 | | アスパルテーム | 200 | |
| | | サッカリン | 200～700 | |
| | | アセスルファムカリウム | 200 | |
| | | スクラロース | 600 | |

＊甘味度はスクロースを1.0とする

やグリチルリチンなどのテルペン配糖体やフィロズルチン配糖体のほか，タウマチンやモネリン，マビンリン，リゾチーム（精製）などの天然たんぱく質がある。リゾチームだけは動物性食品を起源とする。アミノ酸では，D-トリプトファン，グリシン，アラニン，L-プロリン，L-セリンなども甘味を示す。

#### ④ 人工甘味物質

スクロースの数百倍の甘味度を示し，アスパルテーム，サッカリン，アセスルファムカリウム，スクラロースなどがある。アスパルテームは，L-アスパラギン酸とL-フェニルアラニンが結合したペプチドである。ペプチドは一般に，苦味，酸味，弱い旨味，無味を示すが，アスパルテームは甘味を示す。L-フェニルアラニンを含むため，フェニルケトン尿症患者のために含有の旨を表示する必要がある。

### （2）酸味物質

酸味は，水素イオンの刺激効果によるものであるが，酸の種類によって特有の味があり，酸味の強さが異なる。同じ濃度の場合，水溶液中で電離しイオンになりやすいほうが酸味は強くなるが，pHとは相関はない。

酸味物質としては有機酸と無機酸がある。食品に含まれる主な有機酸を表3-3に示す。炭酸やリン酸などは食品に利用される無機酸である。酸味はほかの味との相互作用（第6章第2節参照）があり，甘味や旨味によって弱められるが，渋味によって強められる。

### （3）塩味物質

塩味は，無機塩や有機塩による味で，陽イオン・陰イオンの種類によって味の質や強度が異なる。無機塩には，塩化ナトリウム，塩化カリウム，塩化アンモニウムなどがあり，有機塩には，リンゴ酸ナトリウム，マロン酸ナトリウム，グルコン酸ナトリ

表3-3　食品中の有機酸

| 名　称 | 構造式 | 電離定数[注1] | 呈味比[注2] | 所　在 |
|---|---|---|---|---|
| 酢　酸 | $CH_3 \cdot COOH$ | $1.75 \times 10^{-5}$ | 1.15～1.39 | 食酢 |
| 乳　酸 | $CH_3 \cdot CH(OH) \cdot COOH$ | $1.387 \times 10^{-4}$ | 0.91～0.96 | 漬物類，筋肉 |
| コハク酸 | $HOOC \cdot (CH_2)_2 \cdot COOH$ | $8.71 \times 10^{-5}$ | 1.12～1.16 | 清酒，貝 |
| リンゴ酸 | $HOOC \cdot CH_2 \cdot CH(OH) \cdot COOH$ | $3.76 \times 10^{-4}$ | 1.28～1.37 | りんご |
| d-酒石酸 | $HOOC \cdot (CHOH)_2 \cdot COOH$ | $1.04 \times 10^{-3}$ | 1.41～1.47 | ぶどう |
| クエン酸 | $HOOC \cdot CH_2 \cdot C(OH)(COOH) \cdot CH_2 \cdot COOH$ | $8.7 \times 10^{-4}$ | 1 | うめ，かんきつ類 |
| L-アスコルビン酸（ビタミンC） | $\overset{\displaystyle\overline{\qquad O \qquad}}{CO \cdot C(OH) = C(OH) \cdot CH \cdot CH(OH) \cdot CH_2OH}$ | － | 0.46～0.48 | 野菜，果実 |

注1：実験化学便覧440，共立出版，1966より第1次解離のみ，25℃
注2：古川秀子ほか「有機酸の呈味について（第1報）食添有機酸9種類のP.S.E. 測定」『食品工業学会誌』
　　　Vol. 16，1969，63より計算
資料：山﨑清子ほか『NEW 調理と理論』同文書院，2011，p.7

ウムなどがある。塩味を示す代表的な物質は塩化ナトリウムで，食塩の主成分である。食品中の食塩濃度は，生理的食塩水濃度に近い1％程度がよい塩味を与えるが，生活習慣病の発症予防のためにナトリウム（食塩相当量）には目標量が設定されている。高血圧や腎臓疾患などナトリウム摂取制限が必要な場合には，塩化ナトリウムの代替として，塩化カリウム，塩化アンモニウムが使用される。

### （4）苦味物質

苦味は，基本五味のなかで最も低濃度で感知できる味である。苦味を示す成分には，アルカロイド，テルペン類，フラバノン配糖体，アミノ酸・ペプチドなどの疎水性成分や，無機塩などがある。

アルカロイドは，植物界に存在する窒素を含む塩基性物質の総称であり，カフェイン，テオブロミン，ニコチンなどがある。テルペン類は，かんきつ果汁の苦味成分であるリモニン，きゅうりなどのウリ科植物のククルビタシン，ビールの苦味は原料のホップに由来するイソフムロンによる。グレープフルーツや果皮の苦味はフラボノイドのナリンギンである。また，多くのペプチドは苦味を示し，特にグルタミン酸と疎水性アミノ酸（チロシン，フェニルアラニン，ロイシン）のペプチドは苦味を示す。たんぱく質が発酵の過程で分解された際にもできるため，豆みそや一部のチーズなどではわずかに苦味がある。無機塩では，にがりの主成分である塩化マグネシウムやシュウ酸マグネシウムは苦味を呈する。

### （5）旨味物質

旨味物質には，アミノ酸系と核酸（ヌクレオチド）系，有機酸がある。代表的なアミノ酸系物質は，こんぶから発見されたL-グルタミン酸のナトリウム塩（MSG）である。D-グルタミン酸や，L体の二ナトリウム塩には旨味がない。また，グルタミン酸の誘導体であるテアニンは，緑茶や紅茶の旨味物質である。

そのほか，アミノ酸のグリシンやアミノ酸誘導体のベタインはいかやたこの旨味物質といわれ，アルギニンは単体では苦味をもつが，味の持続性，複雑さ，コク，風味にかかわるといわれる。核酸系物質では，魚肉，畜肉などに含まれる5'-イノシン酸（5'-IMP）と，しいたけなどのきのこに含まれる5'-グアニル酸（5'-GMP）がある。調味料としては，いずれもナトリウム塩が用いられる。有機酸では，コハク酸が清酒や貝類に多く含まれる旨味物質である。

### （6）その他の味成分

基本五味以外の辛味や渋味，エグ味は，口腔内の皮膚感覚の刺激（痛覚）としてとらえている味である。

#### ① 辛味物質

主な辛味物質を表3-4に示す。食品では，アブラナ科やユリ科ネギ属の野菜，香辛料に含まれており，揮発性物質と不揮発性物質に大別される。揮発性物質には，か

表3-4 主な辛味物質

| | 辛味物質 | 揮発 | 所　在 |
|---|---|---|---|
| イソチオシアネート類 | アリルイソチオシアネート<br>p−ヒドロキシベンジルイソチオシアネート<br>4−メチルチオ−3−ブテニルイソチオシアネート | 揮発性 | 黒からし，わさび<br>白からし<br>だいこん |
| スルフィド類 | ジプロピルジスルフィド<br>ジアリルジスルフィド<br>ジメチルジスルフィド | | ねぎ，たまねぎ<br>にんにく<br>らっきょう |
| アミド類 | カプサイシン<br>ピペリン<br>チャビシン（シャビシン）<br>サンショオール | 不揮発性 | とうがらし<br>こしょう<br>こしょう<br>さんしょう |
| バニリルケトン類 | ジンゲロール<br>ショウガオール<br>ジンゲロン | | しょうが<br>しょうが<br>しょうが |

らしやわさびに含まれるイソチオシアネート類，ねぎやたまねぎ，にんにくなどのスルフィド類，香辛料に含まれるアリル類やチモール類がある。イソチオシアネート類とスルフィド類は硫黄を含む物質である。不揮発性物質にはアミド類，バニリルケトン類がある。わさびやからしの辛味の発現には酵素の作用もかかわっており，辛子油配糖体（シニグリン）が，酵素ミロシナーゼの作用によって加水分解されると，アリルイソチオシアネート（アリル辛子油）が生じることによる。だいこんの辛味も同じ機構である。

### ② 渋味物質

渋味は，食品中のポリフェノール類が舌の粘膜に収れん作用を起こすことで感じる味である。カテキン類（茶），クロロゲン酸（コーヒー），エラグ酸（栗），シブオール（柿）などがあるが，これらはフェノール性抗酸化剤でもある。渋味は不快味ではあるものの，茶，コーヒー，ワインなどは適度な渋味が嗜好性を高める。

### ③ エグ味物質

エグ味とは，苦味と渋味が混合したような不快味（アクの味）をいう。ホモゲンチジン酸やシュウ酸が知られており，たけのこ，ごぼう，さといも，わらびなどに多く含まれている。配糖体のサポニン，イソフラボノイドも不快味である。

### ④ 味覚修飾物質（味覚変革物質）

西アフリカ原産のミラクルフルーツから抽出されるたんぱく質のミラクリンや，マレーシア原産のキンバイザサ科植物ククルリゴに含まれるクルクリンなどがある。どちらもそれ自体の甘味は強くないが，その後に酸味のある食品を食べると甘味に変える。これらは，味の受容体に作用して他の物質の味を一時的に変えるために起こるとされている。

104　第3章　食品の嗜好成分

### ⑤　味覚抑制物質

　テルペン配糖体のギムネマ酸は，甘味だけを抑制する物質であり，インド産の熱帯植物の葉に含まれる。ギムネマ酸の後でスクロース，サッカリン，ステビオシドなどを口にすると甘味を感じなくなる。

**参考文献**

太田静行著『うま味調味料の知識』幸書房，1992

櫻井芳人監修/荒井綜一・倉田忠男・田島眞編『新・櫻井総合食品事典』同文書院，2012

伏木亨編著『食品と味』光琳，2003

古川秀子編著『おいしさを測る―食品官能検査の実際』幸書房，1994

山野善正編著『おいしさの科学事典』朝倉書店，2003

**演習問題**

1．含有食品とその呈味成分についての組み合わせである。**誤っている**のはどれか。1つ選べ。

　(1)　かつお節――旨味――イノシン酸

　(2)　玉露――旨味――テアニン

　(3)　ココア――苦味――グリチルリチン

　(4)　たけのこ――エグ味――ホモゲンチジン酸

　(5)　とうがらし――辛味――カプサイシン

2．含有食品とその苦味成分についての組み合わせである。**誤っている**のはどれか。1つ選べ。

　(1)　紅茶――カフェイン

　(2)　ビール――イソフムロン

　(3)　きゅうり――ククルビタシン

　(4)　チーズ――テオブロミン

　(5)　グレープフルーツ――ナリンギン

# 3-3 ▍香気・匂いの成分

## ❶ 食品の香気・匂い

　匂いの成分は，吸気の際に，上鼻道を通り，鼻腔の上部にある嗅上皮の嗅細胞で受容される。嗅細胞の先端には，嗅小毛（線毛）が鼻腔内に突出しており，匂いの受容

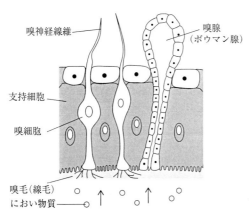

図3-6 嗅上皮(嗅粘膜)の構造

表3-5 匂いの主な種類

| テルペン注1 | かんきつ類，植物の精油に含まれる：リモネン，ピネン，カンファーなど |
|---|---|
| エステル | 果実類，醸造酒等の香り：酢酸イソアミル，カプロン酸エチルなど |
| アルコール アルデヒド | 野菜の香りなど：青葉アルコール，リナロール，ヘキサナール，シトラールなど |
| 含硫化合物 | 硫黄化合物は強い匂いをもつ。組織破壊で酵素作用による二次的な香気物質が多い：メチルプロピルジスルフィド，アリシン，メタンチオール，レンチオニンなど |
| 芳香族化合物 | ベンゼン環をもつ：バニリン（オイゲノール）など |

注1 テルペン：イソプレン $CH_2=C(CH_3)CH=CH_2$ を構成単位とする炭化水素

体となっている（図3-6）。嗅細胞に伝導性の電気的興奮インパルス（活動電位）が発生し，嗅神経によって，嗅球，嗅索，嗅三角を経て，最終的に大脳の嗅覚野へ伝達され匂いを感知する。匂いの主な種類を表3-5に示す。

匂いの表現は「匂い（smell）」，「香り（aroma）」，「臭い（odor）」があり，よい匂いは「香り」，悪い匂いは「臭い」を使う。食品を口に含み鼻から伝わる匂いと味が合わさった感覚を，フレーバー（風味）という。

香気・匂いの成分は多数存在し，一般にカルボニル基，水酸基，エステル基などの官能基，短鎖脂肪族炭化水素，硫黄化合物や不飽和結合をもち，分子量は低分子で揮発性の性質をもつ。匂いは食品自体が酵素の作用で生成するもの，加熱により生成するものなどがある。食品の香気・匂いは多数の匂いが混ざり合った状態で存在し，含有比率によって食品特有の香りが形成される。一種の香気成分が食品の特徴的な香りに大きく寄与する場合，その特異的な香気物質を食品の香りのキーコンパウンドとよぶ。

## ❷ 植物性食品の香り

### （1）果実類

果実は成熟すると，芳香を形成する。主な香気成分はエステル類で，フルーティーな香りを放つ。かんきつ類などのさわやかな香りはテルペン類で，ももの甘い香りはラクトン類である（表3-6）。

### （2）野菜類

野菜の主な香気成分は，アルコール類，アルデヒド類，含硫化合物である（表3-7）。新鮮な野菜の香りや豆類の青臭みは，α-リノレン酸，リノール酸などの不飽和脂肪酸からリポキシゲナーゼの酵素作用により生成した香りで，青葉アルコールや青葉ア

106 第3章 食品の嗜好成分

表3-6 果実類の主な香気成分

| | 香気成分 |
|---|---|
| マスクメロン | ノナジエノール，2-ノネナール，酢酸エチル |
| いちご | ヘキセナール，酢酸エチル，フラネオール |
| バナナ | オイゲノール，イソアミルアルコール，酢酸イソアミル，酢酸エチル |
| パインアップル | フラネオール，2-メチルブタン酸メチル，2-メチルブタン酸エチル |
| りんご | ヘキサノール，ヘキサナール，2-メチル酪酸エチル，2-メチル酪酸メチル |
| 西洋なし | 酢酸ブチル，酢酸ヘキシル，アセトアルデヒド，ヘキシルアルデヒド |
| もも | γ-デカラクトン，γ-ドデカラクトン，γ-ウンデカラクトン |
| ぶどう | アントラニル酸メチル，リナロール，ゲラニオール |
| オレンジ 温州みかん | オクタナール，酢酸エチル，リモネン，リナロール |
| グレープフルーツ | オクタノール，デカナール，リモネン，α-ピネン，ミルセン |
| レモン | 酢酸ゲラニル，リモネン，β-ピネン，α-ピネン，ミルセン |

表3-7 野菜類・きのこ類・藻類の主な香気成分

| | 香気成分 |
|---|---|
| 緑色野菜 | 青葉アルコール（ヘキサノール），青葉アルデヒド（ヘキセナール） |
| きゅうり | 2,6-ノナジエノール，2-ノネナール，ピラジン |
| トマト | ヘキセノール，ヘキセナール，2-イソブチルチアゾール |
| にんじん | ビサボレン，キャロトール，β-ピネン，β-ミルセン，β-カリオフィレン |
| キャベツ | ヘキセノール，ジメチルジスルフィド，アリルイソチオシアネート |
| だいこん・わさび・からし | メチルメルカプタン，アリルイソチオシアネート |
| たまねぎ・ねぎ | ジプロピルジスルフィド，プロパンチアール-S-オキシド（催涙成分） |
| にんにく | ジアリルジスルフィド，ジアリルチオスルフィネート（アリシン），アリルメルカプタン |
| まつたけ | 1-オクテン-3-オール（マツタケオール），ケイ皮酸メチル |
| 干ししいたけ | 1-オクタノール，レンチオニン，トリチオラン，オイゲノール |
| 青のり | ヘキサデカジエナール，ヘプタデカジエナール，ヘプタデセン，ジメチルスルフィド |

ルデヒド，ヘキサナールなどである。きゅうりなどのウリ科の青臭みはアルコール類，アルデヒド類，トマトは青臭みに含硫化合物の匂いが加わり，独特な香りとなる。ピーマンの青臭みはピラジン類（2-イソブチル-3-メトキシピラジン）である。

含硫化合物は，主に食品の組織破壊により前駆体が酵素作用を受け生成する二次的な香気成分である。さらに，ほかの香気成分に変わる場合もある。たとえば，にんにく中のアリインはアリイナーゼの作用によりアリシンを二次的に生成し，アリシンの分解により，にんにく臭のキーコンパウンドのジアリルジスルフィドを生成する（図3

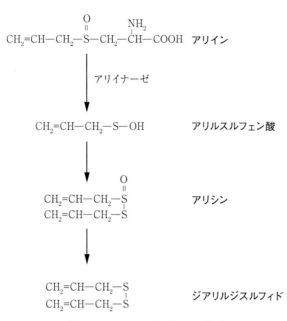

図3-7 にんにくの匂いの生成

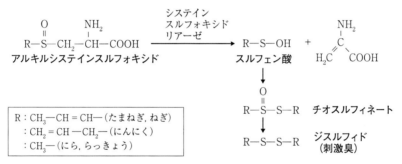

図3-8 含硫化合物の生成

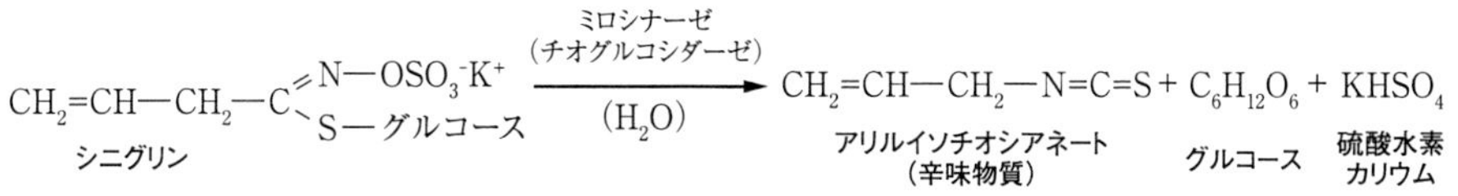

図3-9 わさび，からしの香気成分の生成

-7)。たまねぎのジプロピルジスルフィド，催涙性物質のプロパンチアール-S-オキシドも組織破壊による二次的な香気成分である。プロパンチアール-S-オキシドは，S-プロペニルシステインスルホキシドのアリイナーゼよる分解で生じることが知られている。含硫化合物の生成を図3-8に示す。だいこん，キャベツ，わさび，からしなどのアブラナ科植物において，二次的に生成するイソチオシアネート類は，辛味成分であるとともに香気成分である(図3-9)。

108　第3章　食品の嗜好成分

表3-8　香辛料の主な香気成分

| | 香気成分 |
|---|---|
| さんしょう | リモネン，β-ピネン，β-フェランドレン，シトロネロール |
| こしょう（ペッパー） | リナロール，カリオフィレン，β-ピネン，リモネン |
| 丁子（クローブ） | オイゲノール，アセチルオイゲノール，カリオフィレン，バニリン |
| バニラ | バニリン，アニシルアルコール，アニスアルデヒド |
| ペパーミント | メントール，リモネン，β-ピネン，α-ピネン，メントフラン，酢酸メチル |
| スペアミント | リモネン，β-ピネン，α-ピネン，メントール，β-カリオフィレン |
| スイートバジル | メチルシャビコール，リナロール，1,8-シネオール，オイゲノール |
| コリアンダー | デカナル，デセナル，リナロール，α-ピネン |
| シナモン | ミルセン，α-ピネン，β-フェランドレン，オイゲノール |
| ローズマリー | カンフェン，1,8-シネオール，カンファー，ボルネオール，ベルベノン |
| しそ | リモネン，ペリルアルデヒド，カリオフィレン |

### （3）香辛料

　香辛料は，特徴的な香気成分を含有していることから，料理の味を引き立てたり，肉や魚などの匂いを低減させる効果がある。また，昔から，細菌の増殖抑制などに効果があることから，食品の保存などにも利用されてきた。香辛料の香気成分について表3-8に示す。

### （4）きのこ類

　干ししいたけを水戻しした香りは，レンチオニンという1分子に5個の硫黄原子を含む化合物で，レンチニン酸が酵素作用により生成したものである。まつたけの香りは1-オクテン-3-オール（マツタケオール）とケイ皮酸メチルである（表3-7）。

### （5）藻　類

　青のりの磯の香りは，ジメチルスルフィドなどである（表3-7）。

## ❸ 動物性食品の匂い

### （1）魚介類

　魚介類は鮮度の低下とともに生臭みを生じる。主な原因物質はアミン類であり，ほかには魚油の分解物である低級脂肪酸やカルボニル化合物，含硫化合物などがある。海水魚の生臭みは，トリメチルアミンオキシドが細菌の酵素によって還元されて生じたトリメチルアミンによる（図3-10）。

　淡水魚の生臭みはリシンから生成するピペリジン，さらにこれより生じるσ-アミノ吉草酸などである。サメ類は尿素が多く含まれ，アンモニア臭も生じる。

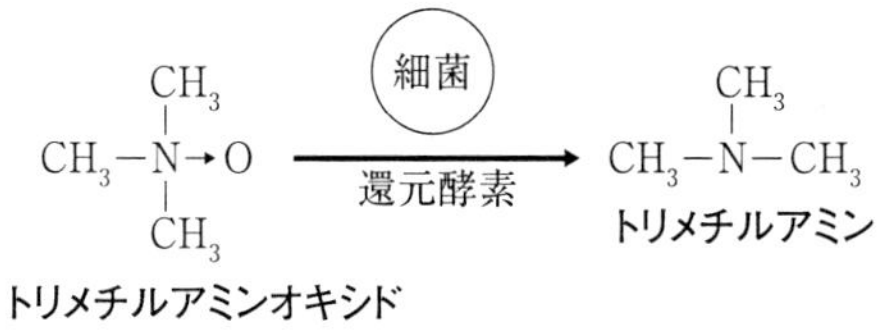

$$\text{CH}_3-\overset{\overset{\displaystyle \text{CH}_3}{|}}{\underset{\underset{\displaystyle \text{CH}_3}{|}}{\text{N}}}\!\rightarrow\! \text{O} \xrightarrow[\text{還元酵素}]{\text{細菌}} \text{CH}_3-\overset{\overset{\displaystyle \text{CH}_3}{|}}{\text{N}}-\text{CH}_3$$

トリメチルアミンオキシド　　　　　　　　　トリメチルアミン

**図 3-10　トリメチルアミンの生成**

**表 3-9　加熱香気の反応**

| | |
|---|---|
| カラメル化反応 | 糖類の高温加熱による褐色化反応，甘い香りが生じる（カラメル臭） |
| アミノ・カルボニル反応（メイラード反応），ストレッカー分解 | アミノ基とカルボニル基の反応，アミノ酸（ペプチド，たんぱく質）と糖類（還元糖）の反応によりさまざまな香りが生じる：パン，コーヒー，焼肉，みそ，しょうゆ　など |

### （2）食肉類

畜肉の生臭い匂いは硫化水素，メルカプタン，アセトアルデヒド，アンモニアなどである。

### （3）乳・乳製品

牛乳の香りは含硫化合物のジメチルサルフォン，窒素化合物のフォルミルピペリジンのほか，ペンタナールやヘプタナールアルデヒド類やケトン類，低級脂肪酸，含硫脂肪酸などである。δ-デカラクトンは，乳脂肪に由来する香気成分である。酪酸などの低級脂肪酸は，微生物のリパーゼにより生成する。発酵バターの香りのジアセチルやアセトインも，微生物の作用により生成する。

## ④ 食品の加熱香気

調理，加工のため食品を加熱すると好ましい香りを生じることがある。この香りを加熱香気といい，加熱臭と区別する（**表 3-9**）。

### 参考文献

坂井建雄・岡田隆夫『解剖生理学　人体の構造と機能 1』医学書院，2018

日本香料協会編『「食べ物」香り百科事典』朝倉書店，2007

大久保直美「ミントの葉における発散香気成分の解析と分類」『花き研究所研究報告』12, 2012, pp. 103 -112

110　第3章　食品の嗜好成分

[演習問題]

1．食品の香気成分に関する記述である。正しいのはどれか。1つ選べ。
　(1)　レモンの主要な香気成分は，酢酸イソアミルである。
　(2)　しいたけの主要な香気成分は，グアニル酸である。
　(3)　アリルイソチオシアネートにミロシナーゼが作用すると，シニグリンが生成する。
　(4)　アリインにアリイナーゼが作用すると，アリシンが生成する。
　(5)　海産魚の腐敗では，トリメチルアミンオキシドが生成する。


2．食品とその食品に特有な香気成分に関する記述である。**誤っている**のはどれか。1つ選べ。
　(1)　オレンジ——リモネン
　(2)　だいこん——メチルメルカプタン
　(3)　きゅうり——ノナジエノール
　(4)　クローブ（丁子）——オイゲノール
　(5)　バナナ——酢酸メチル


3．食品の香りと含有食品の組み合わせである。正しいのはどれか。1つ選べ。
　(1)　ケイ皮酸メチル——ぶどう
　(2)　メントール——しょうが
　(3)　シネオール—ペパーミント
　(4)　リナロール——バニラ
　(5)　α-ピネン——みょうが


4．香気，匂いに関する記述である。**誤っている**のはどれか。1つ選べ。
　(1)　食品を口に含み鼻から伝わる匂いと味が合わさった感覚を，フレーバー（風味）という。
　(2)　香気，匂いの成分は，分子量が高分子で不揮発性の物質である。
　(3)　食品の特徴的な香りに一種の香気成分が大きく寄与する場合，その特異的な香気物質を食品の香りのキーコンパウンドとよぶ。
　(4)　野菜の主な香気成分は，アルコール類，アルデヒド類，含硫化合物である。
　(5)　豆類の青臭みは，主に不飽和脂肪酸からリポキシゲナーゼの作用により生成した香りである。

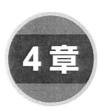

# 食品成分の反応

## 4-1　化学的変化

### ❶ アミノ・カルボニル反応

　たんぱく質やペプチドなどのアミノ基を有するアミノ化合物と，糖などのカルボニル基を有するカルボニル化合物が反応し，最終的に褐色物質メラノイジンを生成する化学変化をアミノ・カルボニル反応（メイラード反応，マヤール反応）[*1]という。

　反応は初期，中期，後期の3段階で進行する（図4-1）。初期では，食品中のアミノ化合物とカルボニル化合物の間で脱水縮合が起き，シッフ塩基を経て，化学的に安定なアマドリ化合物（転移生成物）が生じる。中期では，アマドリ化合物からの脱アミノ基，脱水反応により，α-ジカルボニル化合物[*2]が生成される。後期では，α-ジカルボニル化合物にアミノ化合物が重合し，最終的に褐色物質であるメラノイジンを生成する。

　アミノ・カルボニル反応は，多くの食品で起きる反応であるが，反応が速やかに進む条件は，① 高めの温度，② 中性〜アルカリ性環境下，③ 中間水分食品（水分活性が0.65〜0.85），④ 鉄や銅などの金属イオンの存在，などがある（表4-1）。

　みそやしょうゆ，パンの着色など食品の加工や貯蔵に深くかかわっている一方，反応によって有効なアミノ酸が減少してしまうことで栄養価が低下するなどの面もある。後期段階のたんぱく質やメラノイジンは食物繊維に類似した生理作用があり，またメラノイジンには高い抗酸化作用が認められている。メラノイジンはアスコルビン酸と同様，還元力を有するので，ニトロソアミンの生成を抑制する。

---

[*1] 食品の褐変には酵素的褐変と非酵素的褐変があり，アミノ・カルボニル反応，カラメル化反応は後者である。
[*2] ジカルボニル化合物：オソン，3-デオキシオソンなどがある。

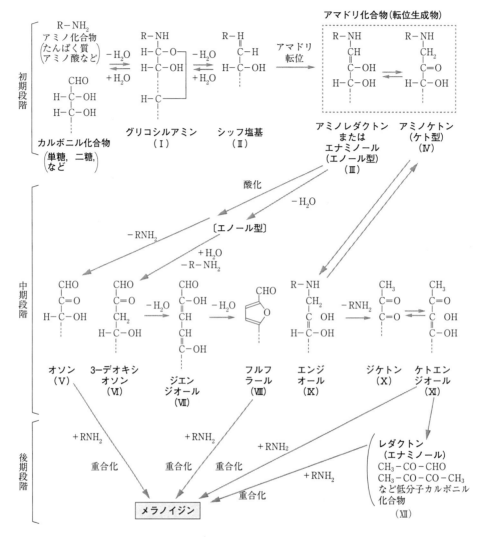

**図4-1 アミノ・カルボニル反応による褐色物質（メラノイジン）の生成過程**

**表4-1 アミノ・カルボニル反応の条件**

| 因　子 | 条　件 |
| --- | --- |
| 温度 | 高温ほど起こりやすくなる。−20℃ でも起こる（冷凍やけ） |
| pH | pH 3前後で最も起こりにくい。pHが高くなるほど速くなる |
| 湿度 | 水分含量10〜40％，水分活性0.65〜0.85で起こりやすい |
| 無機イオン | 鉄イオン，銅イオンの存在で起こりやすい |
| 還元糖 | D-リボース＞D-キシロース＞D-ガラクトース＞D-マンノース＞D-グルコース＞還元性二糖 |
| アミノ化合物 | アミノ酸よりアミンのほうが反応性が高い。グリシン，β-アラニン，ε-アミノ基の反応性が高い |

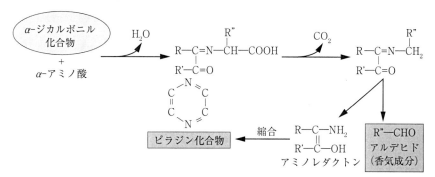

図4-2 ストレッカー分解

## ② ストレッカー分解

アミノ・カルボニル反応の過程で生じる中間体であるα-ジカルボニル化合物は、香気成分の生成にも関与している。

α-ジカルボニル化合物がα-アミノ酸と脱水縮合し、アミノレダクトン[*3]およびアルデヒドが生じる。さらにアミノレダクトン同士で縮合が起き、ピラジン化合物を生成する。このアルデヒドとピラジン化合物が加熱香気の成分となる（図4-2）。

## ③ カラメル化（糖の熱分解反応）

糖を高温で加熱することで褐色に変色する現象をカラメル化という。糖の種類によってカラメル化の起こる温度が異なり、ショ糖（スクロース）では約160℃に達すると起こるとされる。糖を加熱すると脱水を伴う分解が起こり、カラメル色素やフラン類などの香気成分を生じる。カラメル化は、糖の異性化や中間生成物質が関与する複数の化学反応を伴い、解明されていない部分も多い（図4-3）。

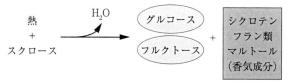

図4-3 カラメル化の例

[*3] レダクトン：エンジオール（−C(CH)=C(OH)−）構造を有する還元性化合物のこと。水酸基1つがアミノ基に置換されると、アミノレダクトンとなり、二重結合（ene）とアミノ基（amine）と水酸基（ol）をもつことから、エナミノール（enaminol）ともいう。

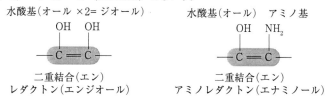

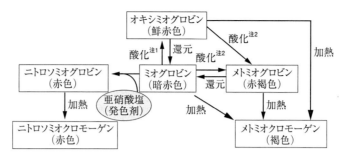

注1：ブルーミング
注2：メト化

図4-4　食肉色調の変化

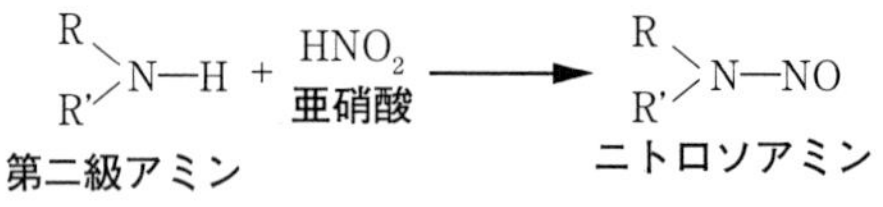

図4-5　ニトロソアミンの生成

### 4 亜硝酸塩の反応

　一般的に鮮度がよい肉としてわれわれが認識する食肉の鮮赤色は，食肉のもつ暗赤色のミオグロビンが酸化され，オキシミオグロビンとなることにより生じる（ブルーミング）。この状態から，時間が経ち酸化が進むと，ヘム色素の鉄が2価から3価へと変化し，メトミオグロビンとなり赤褐色を呈するようになる（メト化）。また，加熱をすることでたんぱく質が熱変性し，メトミオクロモーゲン（褐色）となる（図4-4）。

　ハムやベーコンなどの食肉加工品は，この色調変化が避けられない。そこで，より見栄えをよくするために，発色剤が用いられることがある。発色剤の一種である亜硝酸塩（$NaNO_2$）を使用すると，ミオグロビンと一酸化窒素が反応し，ニトロソミオグロビンという安定的な赤色を呈する色素が生成する。このニトロソミオグロビンは，加熱によりニトロソミオクロモーゲンに変化するが，色調は大きく変化せず赤色のままである。

　しかし，亜硝酸塩は食肉中で第二級アミンと反応し，ニトロソアミンを生成する（図4-5）。ニトロソアミンは発がん性物質として知られており，近年は発色添加剤を含まない製品も多くなっている。

### 5 ベンゾ (a) ピレン（ベンツピレン）

　ベンゾ(a)ピレンは，多環芳香族炭化水素の物質である。食品を加熱，くん煙するとベンツピレンが生じることがある。DNAの特定部位に対して強い変異原性を示す。

表4-2　アミノ酸から生成されるヘテロサイクリックアミン

| 略　称 | 生成される加熱分解物 | 加熱材料 |
|---|---|---|
| Trp-P-1（R：CH₃）<br>Trp-P-2（R：H） | | トリプトファン |
| Glu-P-1（R：CH₃）<br>Glu-P-2（R：H） | | グルタミン酸 |
| Phe-P-1 | | フェニルアラニン |

## ⑥ ヘテロサイクリックアミン

　食品中のアミノ酸であるトリプトファン，グルタミン酸，フェニルアラニンなどは加熱分解物としてヘテロサイクリックアミンが生成され，変異原性を示す物質である（表4-2）。

## ⑦ アクリルアミド

　食品中に含まれる還元糖とアスパラギンが加熱されるときに生成される。特にポテトチップスやフライドポテトなどのように高温処理される加工食品での生成が注目されている。発がん性物質である。

**参考文献**

櫻井芳人監修/荒井綜一・倉田忠男・田島眞編『新・櫻井総合食品事典』同文書院，2012

船山信次著『アミノ酸：タンパク質と生命活動の化学』東京電機大学出版局，2009

Scanlan R.A. Formation and occurrence of nitrosamine in food. *Cancer Research.* 43, 2435-2440, 1983

## 4-2 酵素的変化

### 1 酵素と酵素反応

　生体内の化学反応を触媒しているたんぱく質を酵素という。酵素は特定の反応を触媒する性質（反応特異性）と特定の基質にしか作用しない性質（基質特異性）をもち，化学反応に必要なエネルギーを小さくして反応を速めている。この酵素が関与して起こる化学反応は酵素反応とよばれ，温度や pH，補助因子によって影響を受けている。

　また，酵素には，たんぱく質のみからなるものと補助因子を必要とするものが存在する（図4-6）。この補助因子には，補欠分子族と補酵素の2つがある。補欠分子族にはFADやヘムがあり，酵素と共有結合などで強固に結合している。また，補酵素にはTPPやNAD，PLPがあり，酵素と可逆的に結合している。いずれも酵素の安定化や活性発揮に役立っている。特に，これら補助因子が結合した酵素をホロ酵素といい，補助因子が結合していない酵素をアポ酵素という。酵素は，生物の代謝にかかわるだけでなく食品成分の化学的変化や食品の加工および製造にも深くかかわっている。

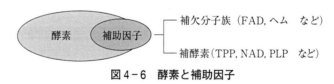

図4-6　酵素と補助因子

### 2 食品の品質に関与する酵素

　食品成分の変化にはさまざまな酵素が関係している。発酵や熟成などの好ましい変化から，変質や変敗といった好ましくない変化まで多岐にわたる。酵素は，① 酸化還元酵素（オキシドレダクターゼ），② 転移酵素（トランスフェラーゼ），③ 加水分解酵素（ヒドロラーゼ），④ 脱離酵素（リアーゼ），⑤ 異性化酵素（イソメラーゼ），⑥ 合成酵素（リガーゼ）の6種に大別されている。食品にかかわるさまざまな酵素を表4-3にまとめた。

#### （1）酵素的褐変反応

　りんごやバナナ，じゃがいもなどの皮をむいて放っておくと茶色く褐変する。これら食品の褐変にはポリフェノールオキシダーゼが関与している。ポリフェノールオキシダーゼはO-ジフェノールオキシダーゼ，ラッカーゼ，チロシナーゼなどの酵素の総称名である。野菜や果物の皮をむいたり切ったりすると，細胞の一部が破砕されて

4-2 酵素的変化 *117*

表4-3 食品に関係する各種酵素

| 酵素の分類 | 酵　素 | 反応・用途など |
|---|---|---|
| 酸化還元酵素 | ポリフェノールオキシダーゼ | 果物・野菜類の酵素的褐変反応 |
| | リポキシゲナーゼ | 脂質不飽和脂肪酸の酸化，大豆臭の生成 |
| 転移酵素 | トランスグルタミナーゼ | たんぱく質分子間の架橋形成，物性変換 |
| | フルクトフラノシルトランスフェラーゼ | フルクトオリゴ糖の生成 |
| 加水分解酵素 | プロテアーゼ（トリプシン，ペプシン，キモシンなど） | たんぱく質の加水分解，みそ・しょうゆの製造 |
| | アミラーゼ（α-アミラーゼ，β-アミラーゼ，グルコアミラーゼなど） | でんぷんの加水分解，でんぷん糖の製造 |
| | リパーゼ（トリアシルグリセロールリパーゼなど） | グリセロールエステルの加水分解，フレーバーの生成 |
| | 植物組織崩壊酵素（セルラーゼ，ペクチナーゼ） | 多糖類の加水分解，青果物の軟化 |
| 脱離酵素 | システインスルホキシド（CS）リアーゼ | しいたけ，にんにく，たまねぎの香気成分生成 |
| 異性化酵素 | グルコースイソメラーゼ | グルコースの異性化，異性化糖の製造 |
| 合成酵素 | アスパラギン合成酵素 | アミノ酸の合成 |

資料：森田潤司・成田宏史編『食品学総論』化学同人，2014，p.175

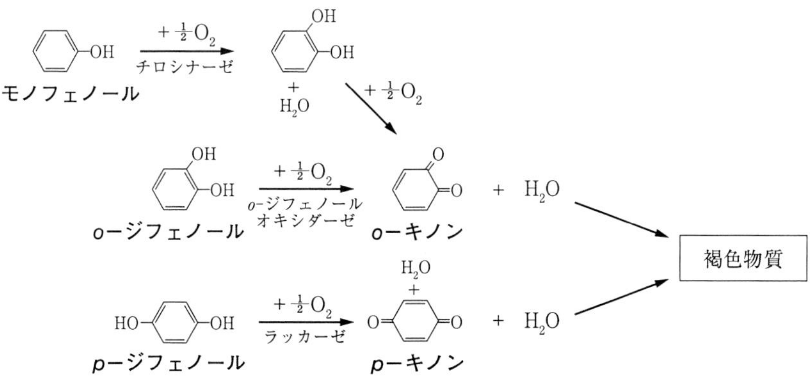

図4-7 ポリフェノールオキシダーゼによる褐色物質の生成

　液胞内に存在していたポリフェノール類（クロロゲン酸やカテキン類など）と，葉緑体プラスチドに存在していたポリフェノールオキシダーゼが流れ出す。両者が接触するとポリフェノールオキシダーゼによってポリフェノール類が酸化されて，キノン類に変化する。これらキノン類は化学的に反応性が高く，重合，縮合，他成分との反応などを経て褐色物質に変化する（図4-7）。

　ポリフェノールオキシダーゼによる褐変反応を利用した食品として，紅茶やウーロン茶などがあげられる。カテキン類（主にタンニン）をポリフェノールオキシダーゼ

の作用により酸化させてテアフラビン類（橙赤色）と，その重合体であるテアルビジン（赤褐色）を生成させている。一方，褐変を好まない生鮮食品の加工時には，ブランチング（加熱による酵素の不活性化）や，還元剤（アスコルビン酸）または酵素阻害剤の添加を行っている。

### （2）酵素による脂質の酸化

豆類や穀類に含まれる脂肪酸の酸化には，リポキシゲナーゼが関与している。この酵素はリノール酸やリノレン酸，アラキドン酸などの不飽和脂肪酸を酸化してヒドロペルオキシドを生成する。このヒドロペルオキシドが分解されると，アルコールやアルデヒド，ケトンなどの臭いのある物質が生成する。野菜や大豆の青草臭や，古い米の臭いは，リポキシゲナーゼにより生成するヘキサナールに由来している。

### （3）酵素による糖質の分解

いも類に多く含まれているでんぷんは，アミラーゼの作用によって分解される。さつまいもや麦芽に多く含まれるβ-アミラーゼは，でんぷんのα-1,4グリコシド結合を非還元末端からマルトース単位で分解する。また，唾液や膵液に含まれるα-アミラーゼは，でんぷん内部のα-1,4グリコシド結合をランダムに加水分解しマルトースを生成する（図4-8）。口の中で米を噛んでいると甘く感じるのは，でんぷんがアミラーゼにより分解されてマルトースが生成するからである。

このほかにも，でんぷんのα-1,4グリコシド結合を分解しグルコースを生成するグルコアミラーゼや，セルロースを分解するセルラーゼ，ペクチンを分解するペクチナーゼ，ラクトースを分解するラクターゼ，スクロースを分解するスクラーゼなどがあり，これら酵素を利用して工業的にグルコースやマルトース，フルクトースなどが製造されている（表4-4）。

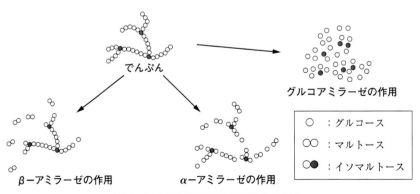

**図4-8　糖質分解酵素の種類と作用点**

4-2 酵素的変化　119

表4-4　加水分解酵素による食品成分の分解

| 酵素名 | 対象 | 反応・種類 | 備考 |
|---|---|---|---|
| α-アミラーゼ | 糖質 | でんぷん分子のα-1,4結合をランダムに加水分解する | 唾液，膵液，麦芽などに含まれる |
| β-アミラーゼ | | でんぷん分子の非還元末端からマルトース単位に加水分解する。α-1,4結合に作用する | 大豆，小麦，さつまいもなどに含まれる |
| グルコアミラーゼ | | でんぷん分子のα-1,4とα-1,6結合を加水分解してグルコースを生成する | カビなどが産生する |
| セルラーゼ | | セルロースを分解する（β-1,4結合を分解） | きのこ類（糸状菌）が産生する |
| ラクターゼ | | ラクトースをグルコースとガラクトースに分解する | カビ・酵母・細菌が産生する 消化液にも含まれる |
| ペクチナーゼ | | ペクチン酸やペクチンのα-1,4結合を加水分解する | 野菜や果物に含まれる。やわらかくなる |
| スクラーゼ | | スクロースをグルコースとフルクトースに分解する | |
| インベルターゼ | | スクロースをグルコースとフルクトースに分解する | カビ・酵母などに含まれる 転化糖の製造に利用 |
| マルターゼ | | マルトースを加水分解する | |
| ペプシン | たんぱく質ペプチド | たんぱく質，ペプチドを分解する | 胃液に含まれる |
| キモシン | | κ-カゼインのペプチド結合を切断する | チーズの製造 |
| カルパイン | | たんぱく質，ペプチドを分解する Ca²⁺依存性のシステインプロテアーゼ | 畜肉（高等動物）に含まれる |
| カテプシン | | リソソームに局在する酸性プロテアーゼ，システインプロテアーゼとアスパラギン酸プロテアーゼがある | 畜肉（高等動物のほぼすべて），植物に含まれる |
| ブロメリン（ブロメライン） | | ポリペプチド鎖を分解する，システインプロテアーゼ | パインアップルに含まれる |
| パパイン | | 〃 | パパイアに含まれる |
| ショウガプロテアーゼ | | 〃 | しょうがに含まれる |
| アクチニジン | | 〃 | キウイフルーツに含まれる |
| フィシン（フィカイン） | | 〃 | いちじくに含まれる |
| ククミシン | | ポリペプチド鎖を分解する，セリンプロテアーゼ | メロンに含まれる |
| リパーゼ | 脂質 | トリアシルグリセロールを脂肪酸とグリセロールに分解する | 動物の膵臓，消化液，カビに含まれる 脂肪酸の製造 |
| ATPアーゼ | 核酸 | ATPのリン酸結合を切断する | 筋肉に含まれる |
| AMPデアミナーゼ | | AMPを分解してIMPとアンモニアを生成する | 筋肉に含まれる。イノシン酸の製造 |

第4章　食品成分の反応

### (4) 酵素によるたんぱく質の分解

食品中のたんぱく質はプロテアーゼによって加水分解され，ペプチドやアミノ酸を生じる。肉や魚が熟成した際に旨味が増すのは，たんぱく質の分解によりアミノ酸が生じるからである。アミノ酸は，甘味や旨味，苦味をもつものも多く，食品のおいしさをより深いものにしている。畜肉に含まれるプロテアーゼには，カテプシンやカルパインがある。また，パインアップルにはブロメリン，パパイアにはパパイン，メロンにはククミシンなどのプロテアーゼが含まれている（表4-4）。

### (5) 酵素による核酸の分解

肉や魚に含まれる核酸が分解を受けると，旨味成分が生成する。ATPアーゼの作用で生体内のアデノシン5'-三リン酸（ATP）のリン酸基が除去されると，アデノシン5'-二リン酸（ADP）が生じる。さらにリン酸基が外れてアデノシン5'-一リン酸（AMP）が生じると，AMPデアミナーゼの作用により旨味成分である5'-イノシン酸（IMP）が生成する（図4-9）。肉の熟成時には核酸の分解によりIMPが生成するとともに，たんぱく質の分解によりアミノ酸やペプチドが生成する。これら旨味成分が相乗効果を発揮し，おいしさが増すと考えられる。

### (6) 酵素によるビタミンの変化

食品中に存在するL-アスコルビン酸（還元型）は，アスコルビン酸オキシダーゼの作用を受けて酸化型のL-デヒドロアスコルビン酸へと変化する。デヒドロアスコルビン酸とアミノ酸が反応してストレッカー分解が起こると，アミノレダクトンが生じる。さらに，これらの酸化物が他分子と結合すると着色物質が生成する（図4-10）。この現象はアスコルビン酸を多く含む食品の貯蔵中に観察されることが多い。

### (7) 酵素による辛味成分の生成

だいこんやわさびをすりおろすと，特有の辛味が強く感じられるようになる。これは，グルコシノレート（辛子油配糖体）とよばれる辛味のもととなる成分が，ミロシナーゼの作用を受けてイソチオシアネート（辛子油）へと変化するからである。

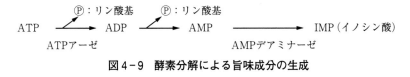

図4-9 酵素分解による旨味成分の生成

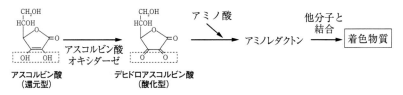

図4-10 酵素によるビタミンの酸化と着色物質の生成

### 3 食品への酵素の利用

#### (1) でんぷん糖・異性化糖の製造

でんぷんをさまざまな酵素で処理することによって工業的にグルコースやマルトースを製造することができる。でんぷんをα-アミラーゼで処理すると液化でんぷん（デキストリン）が得られる。この液化でんぷんをβ-アミラーゼで処理するとマルトースが得られる。また，液化でんぷんをグルコアミラーゼで処理するとグルコースが得られる。さらに，グルコースをグルコースイソメラーゼ（異性化酵素）で処理すると，グルコースの一部がフルクトースへと異性化される。このグルコースとフルクトースの割合が1：1となった糖のことを異性化糖とよび，食品の甘味量として広く使用されている。グルコースの割合が高いものをブドウ糖果糖液糖，フルクトースの割合が高いものを果糖ブドウ糖液糖などとよんでいる（図4-11）。

一方，スクロースを希酸や酵素（インベルターゼ）で加水分解することによってもグルコースとフルクトースが1：1で存在する糖が得られる。これらは転化糖とよばれている。はちみつやジャムではスクロースの一部が分解されて甘味度の強いフルクトースが生じているので，スクロース単独よりも甘く感じられる。はちみつやジャムは天然の転化糖といえる。表4-5に異性化糖と転化糖の特徴をまとめた。

#### (2) 果実加工における酵素の利用

みかん缶詰のシラップの白濁防止にヘスペルジナーゼが用いられている。ヘスペルジナーゼが原因物質となるヘスペリジンを分解している。また，なつみかんなどの苦味成分ナリンギンの分解にはナリンギナーゼ，果汁の清澄化促進にはペクチナーゼ，果汁などの脱色や変色の防止にアントシアナーゼがそれぞれ用いられている。

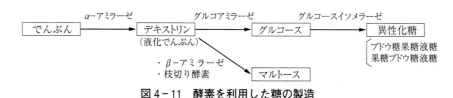

**図4-11 酵素を利用した糖の製造**

**表4-5 異性化糖および転化糖の製法と特徴**

| 糖 | 製　法 | 特　徴 | 利用方法 |
|---|---|---|---|
| 異性化糖 | グルコースイソメラーゼ<br>D-グルコース ─────→ D-フルクトース<br>原料　　　　（異性化） | 低温において甘味増大<br>液糖 | 清涼飲料<br>冷菓 |
| 転化糖 | 酸・インベルターゼ<br>スクロース ─────→ D-グルコース ＋ D-フルクトース<br>原料　　　（分解） | スクロース以上の甘味<br>吸湿性 | ジャム<br>製菓材料 |

122 第4章 食品成分の反応

## （3）微生物酵素の利用

　しょうゆやみそ，酒，酢など発酵食品の製造には，微生物由来の酵素が広く利用されている。日本酒やワイン，酢などの製造では，原料中のでんぷんが酵母や麹菌由来のアミラーゼによってグルコースやマルトースにまで分解される。その後，さらにアルコール発酵や酢酸発酵が行われる。また，みそやしょうゆの製造では，原料中の大豆たんぱく質が麹菌のプロテアーゼにより分解され，アミノ酸やペプチドが生成する。いずれの食品においてもさまざまな微生物由来の酵素が複合的に作用しており，発酵食品独特の風味や旨味が形成されている。

### 演習問題

1．食品成分間反応に関する記述である。**誤っている**のはどれか。1つ選べ。
　(1) アミノ・カルボニル反応により，有効なアミノ酸が減少してしまい，栄養価が低下する。
　(2) アミノ・カルボニル反応による褐変はショ糖より乳糖のほうが起こりやすい。
　(3) アミノ・カルボニル反応によって生成する褐色色素はメラノイジンである。
　(4) 褐変には酵素的褐変と非酵素的褐変があり，アミノ・カルボニル反応は前者である。
　(5) 褐変食品中で油脂酸化が進みにくいのは，メラノイジンの抗酸化作用による。

2．食品成分間反応に関する記述である。正しいのはどれか。1つ選べ。
　(1) アミノ・カルボニル反応は，低温のほうが，反応が速やかに進む。
　(2) アミノ・カルボニル反応は，酸性のほうが，反応が速やかに進む。
　(3) アミノ・カルボニル反応は，アミンよりアミノ酸のほうが反応が速やかに進む。
　(4) メラノイジンは，食物繊維に類似した生理作用がある。
　(5) メラノイジンは，ニトロソアミンの生成を上昇させる。

3．食品成分間反応に関する記述である。正しいのはどれか。1つ選べ。
　(1) ストレッカー分解により生成するピラジン化合物は加熱香気の成分である。
　(2) ストレッカー分解は，α-ジカルボニル化合物とβ-アミノ酸が脱水縮合する反応である。
　(3) カラメル化とは，ペプチドを高温で加熱することで褐色に変色する現象である。
　(4) デヒドロアスコルビン酸は，2,3-ジケトグロン酸と反応し，褐変する。
　(5) アミノ・カルボニル反応は，鉄イオンがあると反応が抑制される。

4．食品成分の変化によって生じる物質のうち，光過敏症の原因となる物質である。正しいのはどれか。1つ選べ。
　(1) Phe-P-1

（2） アクリルアミド

（3） ベンゾ（a）ピレン

（4） フェオフォルバイド

（5） ヒドロペルオキシド


5．食品に関係する酵素の記述である。正しいのはどれか。1つ選べ。

（1） 酵素反応は温度やpHには影響を受けない。

（2） 酵素の補助因子には金属イオンがある。

（3） プロテアーゼは酸化還元酵素である。

（4） アミラーゼはたんぱく質の加水分解酵素である。

（5） 異性化糖の製造にはリパーゼが使用される。


6．酵素的褐変反応の記述である。**誤っている**のはどれか。1つ選べ。

（1） ポリフェノールオキシダーゼは，ラッカーゼ，チロシナーゼなどの酵素の総称名である。

（2） チロシナーゼとは，アミノ酸のチロシンを酸化する酵素である。

（3） ポリフェノールオキシダーゼによる褐変反応を利用した食品に緑茶がある。

（4） 褐変を好まない生鮮食品の加工時の処理の1つにブランチング処理がある。

（5） ポリフェノールオキシダーゼはりんごやバナナ，じゃがいもに多い。


7．糖の製造に関する記述である。**誤っている**のはどれか。1つ選べ。

（1） でんぷんをα-アミラーゼで処理すると液化でんぷん（デキストリン）が得られる。

（2） 液化でんぷんをβ-アミラーゼで処理するとマルトースが得られる。

（3） 液化でんぷんをグルコアミラーゼで処理するとグルコースが得られる。

（4） グルコースをグルコースイソメラーゼ（異性化酵素）で処理するとグルコースの一部がマルトースへと異性化する。

（5） スクロースを希酸やインベルターゼで加水分解すると，転化糖が得られる。

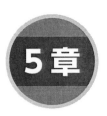

# 5章

# 食品の物性

## 5-1 コロイドの科学

### 1 コロイドとは

　ある物質（分散相または分散質[*1]）が，分散媒（連続相）[*2]といわれるほかの物質に混じるときに，ある物質の粒子が直径1～100 nm（$10^{-7}$～$10^{-9}$ m）程度の大きさとなって均一に分散している状態，または分散している粒子そのものをコロイドという。特に液体にコロイド粒子が分散したものをコロイド溶液という。コロイド粒子は，ろ紙は通過できるが，セロハンのような半透膜は通過できない（図5-1）。

　また，コロイド粒子が光を強く散乱するため，光の通路が明るく輝いてみえる。この現象をティンダル現象という。ティンダル（J. Tyndall，英国，1820-1893）により発見された。ティンダルは，缶詰などを滅菌する間欠滅菌法を考案した人でもある。

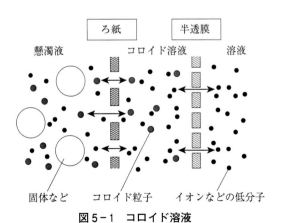

**図5-1　コロイド溶液**

---

[*1]　**分散相（分散質）**：全体の中で粒子をつくって分散している物質。
[*2]　**分散媒（連続相）**：ある物質を分散させて囲んでいる物質。

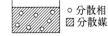

## ② コロイドの種類

　水との親和力が小さいコロイド粒子を含むコロイドを疎水コロイド，水との親和力が大きいコロイド粒子を含むコロイドを親水コロイドという。食品ではゼラチン，卵白，牛乳などのように親水コロイドが多い。

　疎水コロイドはコロイド粒子が同じ電荷をもって反発しあってコロイド状態を保っているのに対し，親水コロイドはコロイド粒子の表面を水分子が取り囲んで保護してコロイド状態を保っている。疎水コロイドに少量の電解質を加えると電荷が打ち消されてコロイド粒子が凝集して沈殿を生じる。この現象を凝析という。一方，親水コロイドに多量の電解質を加えると，水和していた水が除かれるためコロイド粒子が凝集して沈殿する。この現象は塩析とよばれ，豆乳ににがりを加えて豆腐ができる現象がこれにあたる。表5-1にコロイドの沈殿についてまとめた。

　疎水コロイドを保護して凝集を防ぐために，疎水コロイドにゼラチンなどの親水コロイドを混合させることがある。この親水コロイドを保護コロイドという。

　また，油脂などは攪拌することで空気を抱き込む性質をもつ。この場合，分散相が気体で分散媒が液体のコロイドになるが，この性質を特にクリーミング性という。アイスクリームやホイップクリームなどがこれにあたる。ショートニングは，主に植物油に窒素ガスまたは空気を混入して練り合わせた半固形状（クリーム状）または液状のコロイドである。

　豆乳から塩析で豆腐ができる現象と，牛乳のたんぱく質が凝集してヨーグルトやチーズができる現象とは少し異なっている。牛乳の主たるたんぱく質であるカゼイン（αs 1, αs 2, β,κ の4種）は，牛乳中でミセル[*3]を形成しているが，牛乳中で生育した乳酸菌により，牛乳中に乳酸が生成し，牛乳のpHがカゼインの等電点である4.6付近になると凝集して沈殿を形成する。これがヨーグルトである。また，牛乳に凝乳酵素であるレンネット（主成分はプロテアーゼの一種であるキモシン：chymosin, EC

### 表5-1　コロイドの沈殿

| 現　象 | 主な原因 | 食品の例 |
|---|---|---|
| 塩　析 | 親水コロイドと多量の電解質 | 豆乳から豆腐ができる<br>（にがりが電解質として作用） |
| 等電点沈殿 | コロイドの電荷が中和され凝集 | 酸性で固体ヨーグルトができる<br>（乳酸でカゼインの等電点 pH 4.6 付近に） |
| 凝　析 | 疎水コロイドと少量の電解質 | レンネットの作用でチーズができる<br>（保護コロイドとして作用していた κ カゼインの分解と牛乳中のカルシウムイオンの作用） |

*3　ミセル：分子間力による多数の分子の集合体。

3.4.23.4）が作用すると，このレンネットがミセル表面のκカゼインを部分分解し，牛乳中のカルシウムイオンが架橋してミセルが凝集し沈殿する。これがチーズを製造する際のカードになる。

## ③ エマルション

### （1）エマルションの種類

コロイドの分散相・分散質（コロイド粒子を形成する物質）と分散媒（コロイド粒子を保持する物質）は，それぞれ固体，液体，気体からなる。

混合しない2種類の液体のうち，少ないほうをコロイド粒子（分散相，分散質）として，他方の液体中（分散媒）に分散した状態をエマルション（emulsion：乳濁液，乳化液）という[*4]。コロイド粒子の径が小さいほど，エマルションは安定化し，放置しても分離し難いものになる。

水と油のエマルションには，牛乳，マヨネーズ，生クリームなどのように，水分が多く油分が少ない系（水が分散媒・油が分散相，水中油滴型（oil-in-water, O/W型））と，バター，マーガリンなどのように，油分が多く水分が少ない系（油が分散媒・水が分散相，油中水滴型（water-in-oil, W/O型））の2種類がある。特殊な例として，生クリームからバターができる際，振動によりエマルションはO/W型からW/O型に転移する。これとは別に，みそ汁やソースなどのように，液体に固体粒子が分散したものをサスペンション（suspension：懸濁液）という。サスペンションは，放置すれば固体粒子が分離（沈殿，遊離）する。サスペンションのうち，粒子濃度が大きく泥

表5-2 分散系の種類

| 分散媒 | 液体 | | | | | 固体 |
|---|---|---|---|---|---|---|
| 分散相 | 気体 | 液体（固体の場合有） | 固体 | | | 気体 |
| 呼び名 | 泡 | エマルション | サスペンション | ゾル | ゲル | 固体泡 |
| 食品例 | ・ビールの泡<br>・ソフトクリーム<br>・ホイップクリーム | ・生クリーム<br>・牛乳<br>・バター<br>・マヨネーズ<br>・卵黄 | ・みそ汁<br>・ソース<br>・ジュース<br>・スープ | ・ポタージュ<br>・でんぷんペースト | ・ゼリー<br>・ババロア<br>・水ようかん | ・パン<br>・スポンジケーキ<br>・クッキー |

*4 エマルション：
水の中に油の小粒が分散した水中油滴型（O/W型）と
油の中に水が分散した油中水滴型（W/O型）がある。

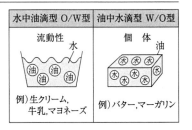

状のものをスラリー（slurry）という（表5-2）。

### （2）乳化剤とミセル構造

特に油と水のエマルションの場合，乳化剤（界面活性剤）とよばれる両親媒性物質が存在すると，乳化剤が少ないほうの分散相を取り囲んで微細粒子であるミセルを形成してエマルションを完成させる。界面活性剤が低濃度のときは，水と油の境界面に一列に並ぶが，ある限界点（臨界ミセル濃度，critical micelle concentration：CMC）を超えると並ぶ場所がなくなり塊（ミセル）を形成する。ミセル粒子はお互いが反発し，コロイド状態を保ちやすい。ある程度までは乳化剤の濃度が大きくなっても形成されるミセルの大きさ（直径）はあまり変わらず，ミセルの粒子数が増えていく（図5-2）。

食品添加物の乳化剤には，グリセリン脂肪酸エステル（マーガリン，乳製品，菓子類などに広く使用されている），サポニン（清涼飲料水，乳製品，菓子類などに使用されている），ショ糖脂肪酸エステル（ホイップクリーム，清涼飲料水，カレールーなどに使用されている），レシチン（アイスクリーム，マーガリン，菓子類，調整粉乳などに広く使用されている）などがある。

乳化剤の性質を示す指標に，HLB（Hydrophlic Lipophilic Balance）が用いられる場合がある。これは油と水への親和性の程度を表すもので，0から20までの値を取り，0に近いほど疎水性（親油性）が高く，20に近いほど親水性が高くなる。HLB値で3から6程度の乳化剤がW/O型乳化剤として用いられ，8から18程度のものがO/W型乳化剤として使用されている（図5-3）。

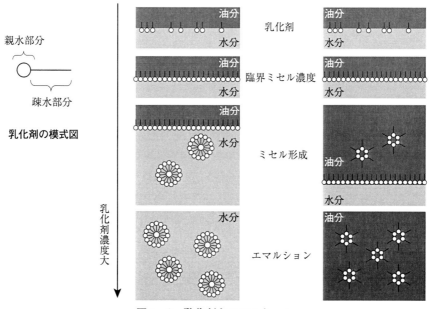

**図5-2 乳化剤とエマルション**

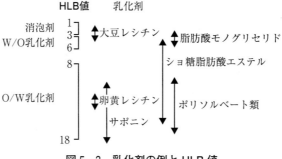

図5-3 乳化剤の例とHLB値

# 5-2 レオロジーと力学物性

## 1 粘度（粘性率）と流動特性

　流体（液体または気体）に力を加えて動かそうとした場合，流体内部に，これに逆らう力（変形に対する抵抗力）が生じる。この性質を流体の粘性という。すべての流体は少なからず，この粘性をもっている。

　流体を配管などに流した場合，一般的には，管壁周辺に近いほうが流れにくく，管壁から離れた中心部のほうが流れやすい。また，より粘性が高い（よりねばっこい）流体のほうが，管壁近くを流れる速度と中心部を流れる速度の差が大きい。一般的な流体では，流体を流すために，加えた力（応力または，液体が留まろうとする壁に対して水平方向に加わる力であるため，ずり応力ともいう。断面積当たりの力（圧力）で表される）と，管壁から中心までの距離の変化に対する速度（ずり速度）の変化は，比例することが知られている（式①）。

$$加えた力(F) = 粘度(\eta) \times \frac{速度変化量（\varDelta v）}{距離変化量（\varDelta z）} \quad \cdots\cdots 式①$$

　このときの比例係数 $\eta$（エータまたはイータ）を粘度（粘性率または粘性係数）という。加えた力（F）は断面積当たりの力である圧力（Pa, パスカル）であらわされ，速度変化量 $\varDelta v$（距離÷時間）を距離変化量 $\varDelta z$（距離）で割ることから，粘度の単位は Pa・s（圧力×時間）になる（図5-4）。粘度は，温度によって変わる場合が多い。

　食品では，日本農林規格（JAS）により，ウスターソース類とドレッシングに粘度の規格が設定されている。ウスターソース類の分類では，粘度が 0.2 Pa・s 未満のものがウスターソース，粘度が 0.2 Pa・s 以上 2.0 Pa・s 未満のものが中濃ソース，粘度が 2.0 Pa・s 以上のものが濃厚ソースである。ドレッシングでは，マヨネーズ，サラダクリーミードレッシング，半固体状ドレッシングを含む半固体状ドレッシングは粘度が 30 Pa・s 以上のもの，乳化液状ドレッシングは粘度が 30 Pa・s 未満のものをいう。

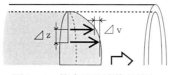

図5-4 管中での液体の流れ

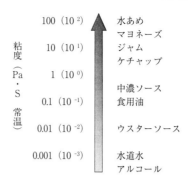

図5-5 食品のおよその粘度

図5-5に主な食品のおよその粘度を示す。

## 2 弾性率

　固体は，力を加えた場合に変形し，力を除けば元に戻ろうとする性質がある。これを弾性という。加えた力によって生じた変形をひずみといい，加えた力が限界を超えると，力を除いてもひずみが残る。この限界を弾性の限界といい，弾性の限界までの範囲では，加えた力の大きさとひずみの大きさは比例する（フックの法則，Hooke's law）。この比例係数を弾性率といい，おおまかにヤング率，剛性率，体積弾性率の3種類で表される。弾性率は物質により固有であり，この値が大きいほどその物質はかたい。図5-6に弾性率についてまとめた。

### （1）ヤング率

　断面積（S）の物体に力（F）を加えた場合，単位面積当たりの応力Pは，P=F／S

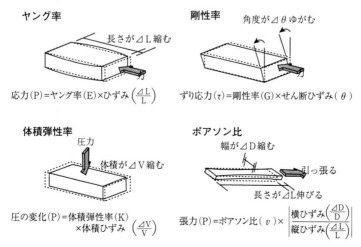

図5-6 弾性率のまとめ

130　第5章　食品の物性

で表される。この応力が加えられた方向の物体に物体の長さLが⊿Lだけ変化する。この長さ変化率はひずみともいわれる。このとき，**式②**で表される定数Eをヤング率という。

$$応力(P) = ヤング率(E) \times ひずみ\left(\frac{⊿L}{L}\right) \cdots\cdots 式②$$

また，応力は，引っ張る場合もあり，圧縮する・押さえる場合もある。力を加えられた物体は，引っ張られた場合には伸び（引張ひずみ），圧縮された・押さえられた場合には縮む（圧縮ひずみ）。どちらの場合も変化率⊿L／Lで表される。

### （2）剛性率

物体の接地面に対して水平方向にずり応力τ（タウ）を加えたときに（せん断応力ともいう），物体は接地面を軸に角度θ（シータ）だけゆがむ（ずれる，ひずむ）。このゆがみはせん断ひずみといわれる。このとき，**式③**で表される定数（G）を剛性率という。剛性率は，せん断弾性率，せん断弾性係数，ずれ弾性率，ずれ弾性係数，横弾性係数ともいわれる。

$$ずり応力(τ) = 剛性率(G) \times せん断ひずみ(θ) \quad \cdots\cdots 式③$$

ずり応力は，物体に加えた力の水平方向の断面積当たりの力で表される。

### （3）体積弾性率

物体に3次元方向からの圧力がPだけ変化した場合（物体の周辺の気圧が変化した場合や，水中にある物体の周囲の水圧が変化した場合など），物体の体積Vは⊿Vだけ変化する。この体積変化率は体積ひずみともいわれる。このとき，**式④**で表される定数Kを体積弾性率という。

$$圧の変化(P) = 体積弾性率(K) \times 体積ひずみ\left(\frac{⊿V}{V}\right) \cdots\cdots 式④$$

### （4）ポアソン比

張力（P）を加えたとき（物体を引っ張ったとき），物体は，力を加えられた方向の長さ（L）には伸びるが，この方向に伸びるにしたがって，力を加えられた方向に対して直角方向の長さ（D）は縮んでいく。力を加えられた方向の伸び⊿Lの長さLに対する割合を縦ひずみ（⊿L／L），直角方向の縮み⊿Dの長さDに対する割合を横ひずみ（⊿D／D）といい，縦ひずみに対する横ひずみの割合の絶対値をポアソン比ν（ニュー）という（**式⑤**）。

$$張力(P) = ポアソン比(ν) \times \left|\frac{横ひずみ\left(\frac{⊿D}{D}\right)}{縦ひずみ\left(\frac{⊿L}{L}\right)}\right| \quad \cdots\cdots 式⑤$$

## ❸ 弾性体，粘弾性体，塑性体

固体のように形状があり，力を加えても元の形に戻ろうとするはたらきがある物体

のうち，力を加えて変形させたときに，すぐ元の形に戻るものは弾性体，変形した速度より遅い速度で元の形に戻ろうとするものは粘弾性体，一度変形すると完全には元の形に戻らないものは塑性体に分類される。

### （1）塑性体

バター，マーガリン，クリーム，マヨネーズなどは，物体に外部から力を加えると変形し，その力を除いても元の形に戻らないため塑性体に分類される。また，ゼラチン，ゼリー，こんにゃく，プリンなどは，ある程度までは，力を加えて変形させてもすぐに元の形に戻るため弾性体に分類されるが，ある程度以上に加える力が大きくなると変形が元に戻らなくなる。この段階では，塑性体となる。

### （2）粘性流体（表 5-3）

液体や気体のように明確な形状がなく，力を加えると容易に形を変える流体のうち，流体内部で，ずれによる摩擦が発生する性質をもつものは粘性流体に分類される。

粘性流体のうち，一定の粘性率をもち，液体に加える応力の大きさが違っても粘性率は変化しない性質をニュートン流動といい，このような流体はニュートン流体（Newtonian fluid）とよばれる。このニュートン流体は，ニュートン（I. Newton，英国，1642−1726）の粘性法則（Newton's law of viscosity）に従った流動性を示す。この場合，応力と液体の流れる速度は比例する。水，アルコール，しょうゆ，清涼飲料水，ショ糖溶液，水あめ，食用油などはニュートン流体である。

また，応力の大きさにより粘性率が変化する性質を非ニュートン流動といい，このような流体は非ニュートン流体（Non−Newtonian fluid）とよばれる。非ニュートン流体では，液体に加えた応力と液体の流れる速度が比例しない。マヨネーズ，チョコレート，ゼラチン，生クリームなどが非ニュートン流体である。

非ニュートン流体のうち，特に，応力がないときはその形を保持しているが，ある一定以上の応力が加わると液体のように流動化し，応力を除くとそのままの状態で再び形を保持する性質を塑性流動という。流動を開始する点を降伏値という。このなかでも，流動しているときに，ニュートン流動を示す性質をビンガム塑性流動[5]といい，チョコレート，生クリーム，トマトケチャップなどがこれにあたる。一方，流動しているときに非ニュートン流動を示す性質を非ビンガム塑性流動といい，バタークリーム，マヨネーズなどがこれにあたる。

非ニュートン流体には，これらの分類とは別に，加える応力が大きくなるほど見かけの粘性率が増加する（強い応力をかければかけるほど流動しにくくなる）ダイラタンシー流体や，加える応力が大きくなるほど見かけの粘性率が低下する（強い応力をか

---

[5] **ビンガム塑性流動**：レオロジーの先駆者であったビンガム（E.C. Bingham，米国，1878−1945）にちなんで名付けられた。

132　第5章　食品の物性

表5-3　粘性流体のまとめ

| ニュートン流体 | 応力[*1]の大きさによらず粘性率は一定の流体 | | | 水，アルコール，清涼飲料水，水あめ，食用油 |
|---|---|---|---|---|
| 非ニュートン流体 | 応力の大きさにより粘性率が変化する流体 | | | |
| | 降伏値[*2]あり | ビンガム塑性流体 | 流れ出したのち，ニュートン流体となる | チョコレート，生クリーム，トマトケチャップ |
| | | 非ビンガム塑性流体 | 流れ出したのち，非ニュートン流体となる | バタークリーム，マヨネーズ |
| | ダイラタンシー | | 急な力に対して固体のようにふるまう | 水を加えた片栗粉 |
| | チキソトロピー | | 固まっているが，かき混ぜると流れ，再び固まる | トマトケチャップ，マヨネーズ |
| | 擬塑性流動 | | 速くかき混ぜると粘性が低下 | でんぷんのり，コンデンスミルク |
| | レオペクシー | | 速くかき混ぜると粘性が増加 | |

*1　応力：加えられた力に対して，物体内に生じる単位面積当たりの反発する力。
*2　降伏値：ある程度の力を加えないと流動しないビンガム流体で，これを超えると流動し始める力の値。

ければかけるほど流動しやすくなる）擬塑性流体がある。さらに振とうさせたりかき混ぜることで見かけの粘性率が低下し流動性が増すチキソトロピー流体や，逆に，振とうさせたりかき混ぜることで見かけの粘性率が増加し流動性が低下するレオペクシー流体などがある。

　たとえば，片栗粉を水でとくとき手づかみで固めることができるが，力をゆるめると，たちまちドロッとした液状になる。このように通常は液状で，急激な力を加えると固体のように振る舞う性質をダイラタンシー（dilatancy）という。ダイラタンシーとは，「ふくれる，膨張する」という意味で，水分を含む粉末に応力を加えると，粉同士のすきまが広がって，水がそのなかに吸い込まれかたくなる。応力を加えないと粉同士のすきまがなくなり，水が押し出されて液状になる。

　トマトケチャップやマヨネーズなどは，静置しておくと固まったようになっているが，一度かき混ぜると流れ出すようになり，再び放置すると，もとの流動しにくい状態に戻っている。このような性質をチキソトロピー（thixotropy）という。チキソトロピーとは，化学用語で「揺変性」を意味し，ゲルをかきまぜると液体になる性質のことをいう。一方，でんぷんのりやコンデンスミルクなどは，ゆっくりかき混ぜているときは粘度が高いが，速くかき混ぜると粘度が減少する。このような性質を擬塑性流動という（図5-7）。

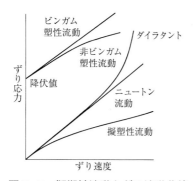

図5-7 擬塑性流動などの流動曲線
注：「ずり速度」とは流体の移動速度，「ずり応力」とは，物体が流れるために加えられる力のことをさす。

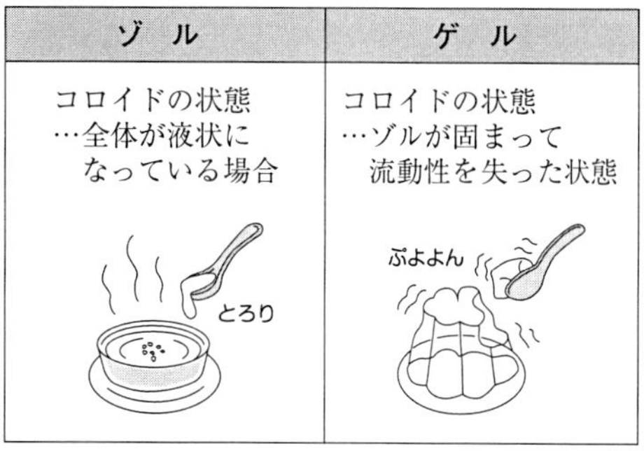

図5-8 ゾルとゲル

## ❹ ゾルとゲル

　液体を分散媒とし，固体を分散相とする分散系のうち，流動するものをゾル（sol），流動しないものをゲル（gel）という（図5-8）。一般には，分散媒が液体で，流動性のあるコロイド溶液をゾルといい，分散媒が固体またはゼリー状の半固体状のコロイドをゲルというが，ゾルとゲルを構成する物質は類似している場合が多い。流動性のあるゾルに含まれるコロイド粒子が凝集して網目構造をつくり，分散媒が閉じこめられて流動性を失い，全体が固体のようになった状態もゲルである。

　ゲル化するものは，一般に，分散相がたんぱく質，でんぷんなどの高分子のものが多い。食品では，牛乳，生の卵白はゾルに分類され，ゼリー，こんにゃく，プリン，豆腐などはゲルに分類される。

　ゾルを冷却することによってゲル化し，そのゲルになったものを再び加熱してゾルに戻る性質を可逆性という。ゼラチン，寒天，カラギーナンは熱可逆性ゲルであり，カスタードプディング，卵豆腐，マンナンは熱不可逆性ゲルである。

### （1）ヒドロゲル

　ヒドロゲル（hydrogel，ハイドロゲルともいう）は，分散媒が水のものをいい，水を内部に含むゲルの総称である。具体的には，こんにゃく，寒天，ゼリー，水ようかんなどがこれに分類される。

### （2）キセロゲル

　キセロゲル（xerogel）はゲル中の分散媒が乾燥によって減少し，隙間のある網目構造になったものをいう。単純には，ヒドロゲル中の水分が乾燥して空隙ができたものになる。パン，せんべい，棒寒天（乾燥状態の寒天），凍り豆腐（高野豆腐）などがこれに分類される。キセロゲルを水に浸すと膨潤してゲルに戻る。チョコレートのような分散媒が有機溶媒のものをオルガノゲルという。

134 第5章 食品の物性

### ⑤ 離漿

　樹脂やゲルの分散媒に内包された液体などの成分の親和性が低い場合，相分離が起こり表面に移動する。これを離漿（りしょう）という。ヨーグルトで乳清（ホエイ）が分離している場合や，ゼリーから水が分離している場合（離水）がこれにあたる。特に，チョコレートなどのように，表面に粉状（粒状）のものが観察される場合をブルーム現象（ブルーミング）という。

## 5-3 ▌ 食品のテクスチャー

### ① 食品のテクスチャーの定義とその評価

　食品のおいしさは，その食品のもつ味，香り，外観，テクスチャー，温度などにより左右される。ここで，食品におけるテクスチャーとは，食品に触れたときの感覚的評価による「物理的な性質」と「形や構造などの組織的な性質」のことになる。具体的には，食品を手，指，舌，歯，口腔内の粘膜などで触れたときに感じる手ざわり，舌ざわり，口当たり，歯応えなどになる。

　このような食品の特性については，米国のツェスニアク（A.S. Szczesniak，1963）らの提言が最初になると考えられる。彼らのその後の検討も踏まえ，表5-4にあげたものが測定可能な食品のテクスチャーについての代表的な特性になる。

表5-4　代表的な食品のテクスチャー

| 物　性 | 概　要 |
|---|---|
| かたさ（hardness） | 食品の形態を臼歯で圧縮する（固形食品）か舌と口蓋で圧縮する（半固形状の食品）のに必要な力 |
| 凝集性（cohesiveness） | 歯の間で破断される前の食品が圧縮される度合い |
| 粘性（viscosity） | 液状の食品を，スプーンから舌へ垂らすために必要な力 |
| 弾力性（springiness, elasticity） | 歯で挟まれた食品の変形が，元の形に戻る度合い |
| 付着性（adhesiveness） | 通常の食事の過程で，口蓋にくっついた食品を取り除くため必要な力 |
| もろさ（fracturability） | 食品を破断する（形を崩す，割る，粉々にする）ときの力 |
| 咀しゃく性（chewiness） | 一定の力で，固形食品を飲み込める状態にまで砕くのに要する時間 |
| ガム性（gumminess） | 半固形状の食品を飲み込める状態にまで砕くのに必要なエネルギー |

資料：Szczesniak, A. S., Food Quality and Preference 13, 2002, pp. 215-225 を参考に作成

## 2 食品のテクスチャーの機器測定

食品の物性値として，ジュースやソースといった液体食品では主に粘度を測定し，豆腐や漬け物，パン，クッキーといった固体食品では主に破断特性を測定している。しかし，食品は複合系でもあり不均質なため部位によるばらつきが大きく，安定した値が得にくいことが多い。

### (1) 粘度測定

試料の粘度は粘度計によって測定される。液体が一定方向に運動するとき，運動方向に平行な平面の両側に摩擦力が生じ，垂直な方向に運動速度の差が生じる。運動方向に平行な平面の単位面積当たりの摩擦力をずり応力またはせん断応力といい，運動方向に垂直な方向の速度をずり速度またはせん断速度という。ずり応力がずり速度に比例する液体を，液体であることから特にニュートン液体，ずり応力がずり速度に比例しない液体を，特に非ニュートン液体という。

毛細管粘度計を用いたニュートン液体の粘度測定では，一定体積の液体が，毛細管を流下するのに要する時間と液体の密度から粘度を算出する。毛細管粘度計にはウベローデ型（図5-9），キャノン・フェンスケ型などがある。

また，粘度計には共軸二重円筒形回転粘度計（クェット型粘度計），単一円筒形回転粘度計（ブルックフィールド型粘度計またはB型粘度計），円すい平板形回転粘度計などがあり（図5-10），特にブルックフィールド型粘度計は1934年に米国にて最初に設計開発され，世界的に使用されている。

共軸二重円筒形回転粘度計では，同一の中心軸をもつ外筒と内筒の隙間に試料である液体を満たして，内筒または外筒を回転させ内筒にかかるトルクや角速度を測定する方法である。外筒を一定の角速度で回転させて内筒にかかるトルクを測定する外筒

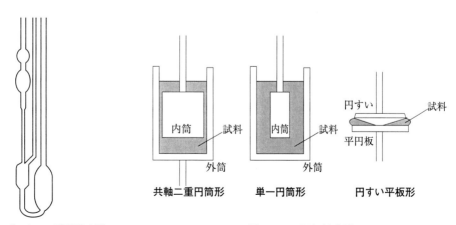

図5-9　ウベローデ型粘度計　　　　図5-10　回転粘度計

定速方式や，外筒を固定して内筒を一定の角速度で回転させてトルクを測定する内筒定速方式や，内筒を一定のトルクで回転させて角速度を測定する定トルク方式がある。

単一円筒形回転粘度計では，同一の中心軸をもつ内筒に対し十分に大きな外筒の隙間に試料である液体を満たし，外筒を固定して，内筒を一定の角速度で回転させてトルクを測定する。

一方，円すい平板形回転粘度計（コーン・プレート型）では，同一の中心軸をもつ平円板の上にのせた試料に円すいを押し付け，平円板または円すいを回転させ円すいにかかるトルクや角速度を測定する方法である。平円板を一定の角速度で回転させて円すいにかかるトルクを測定する平円板定速方式や，平円板を固定して，円すいを一定の角速度で回転させてトルクを測定する円すい定速方式，円すいを一定のトルクで回転させて角速度を測定する定トルク方式がある。

ほかに，円筒に入れた試料中の落下球の速度を測定する落下粘度計なども存在する。

### （2）破断強度

破断強度とは，食品を一定速度で圧縮または伸長させたとき，変形や破断が生じる荷重のことである。いわゆる「かたさ」であり，レオメーターなどで測定される。

たとえば，あんなどに限度を超える力を加えた場合には変形する。また，豆腐などでは破断が起こる。つまり，加える力がある程度までなら力を除くと元の形に戻るが，加える力がある限度（降伏点）を超えた場合，変形（永久ひずみ）が生じ，力を除いても元の形には戻らない。この限度以上の力を加え続けると変形が蓄積し増大していく。このような現象をクリープ現象といい，さらに力が加わり続けるとクリープが進み破断に至る。図5-11に，ひずみと応力の関係を示す。

### （3）テクスチャー解析

食品の物性は，テクスチャー解析（Texture Profile Analysis：TPA）で測定されることが多い。これは食品を2度圧縮して得られるパラメータを解析したもので，2バイトテクスチャー試験（two bite test）ともよばれる。レオメーターなどで測定される

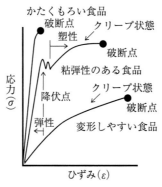

**図5-11　ひずみと応力**

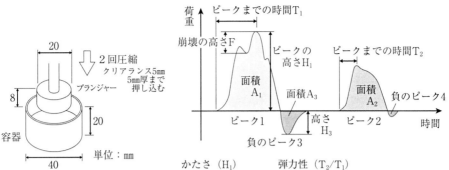

図5-12 レオメーターによる測定部分とテクスチャー解析

(図5-12)。装置的には破断強度測定に用いられる機器とほぼ同じものである。ここで測定されるパラメータで最も代表的なものが，かたさ(hardness)，付着性(adhesiveness)，凝集性(cohesiveness)であり，そのほかにも，弾力性(springinessまたはelasticity)，もろさ(fracturability)，半固形食品のガム性(gumminess)，固形食品の咀しゃく性(chewiness)等の測定が可能である。

特別用途食品のうち，高齢者向けの「えん下困難者用食品」の表示許可基準では，「かたさ」「付着性」「凝集性」について規格が定められている。測定は「試料を直径40 mm，高さ20 mmの容器に高さ15 mmに充填し，直線運動により物質の圧縮応力を測定することが可能な装置を用いて，直径20 mm，高さ8 mmの樹脂性のプランジャーを用い，圧縮速度10 mm/sec，クリアランス5 mmで2回圧縮測定する。測定は，冷たくして食する又は常温で食する食品は10±2℃及び20±2℃，温かくして食する食品は20±2℃及び45±2℃で行う」とされている。

## 参考文献

大垣真一郎・松尾友矩「高密度懸濁液の流動性について」『土木学会論文報告集』210, pp. 21-32, 1973
岡部巍「食品のテクスチャー測定における咀しゃく曲線の解析」『食物学会誌』32, pp. 1-13, 1977
熊谷仁・熊谷日登美「レオロジーと食品工学—嚥下障害者用介護食の物性を中心として」『日本食品工学会誌』10 (3), pp. 137-148, 2009
厚生労働省「第十七改正日本薬局方 一般試験法」2016
好村滋行「マイクロエマルションの物理—液体と液晶のはざま」『液晶』10, pp. 8-23, 2006
相良泰行「食品の力学的物性とテクスチャーの感性計測法」『日本食品科学工学会誌』56, pp. 501-512, 2009
日本食品工学会編『食品工学』朝倉書店, 2012
農林水産省「日本農林規格（ドレッシング，ウスターソース類）」2008, 2009
JIS Z 8803：2011「液体の粘度測定方法」

*138* 第5章 食品の物性

### 演習問題

1．食品のテクスチャーに関する記述である。正しいのはどれか。1つ選べ。
  (1) 牛乳のカゼインミセルは，半透膜を通過できる。
  (2) マヨネーズの粘度は，コロイドの平均粒子径が大きいほど高い。
  (3) 生クリームは，油中水滴型エマルションである。
  (4) マヨネーズは，油中水滴型エマルションである。
  (5) スクロース水溶液は，ニュートン流動を示す。

2．食品のテクスチャーに関する記述である。正しいのはどれか。1つ選べ。
  (1) 大豆油は，非ニュートン流体である。
  (2) でんぷん懸濁液は，チキソトロピー流動を示す。
  (3) メレンゲは，チキソトロピー流動を示す。
  (4) コンデンスミルクは，擬塑性流動を示す。
  (5) トマトケチャップは，ダイラタンシー流動を示す。

3．食品の物性に関する記述である。最も適当なのはどれか。1つ選べ。
  (1) バターを流動化させるのに必要な力は降伏応力である。
  (2) 生クリームは，流動性を得た後，ニュートン流動を示す非ビンガム塑性流体である。
  (3) 食品の急速凍結は，緩慢凍結に比べ解凍後の変化が大きい。
  (4) ゼリーは，分散媒が液体で分散相も液体である。
  (5) クッキーは，分散媒が個体で分散相が液体である。

4．食品の物性に関する記述である。正しいのはどれか。1つ選べ。
  (1) 流動性をもったコロイド分散系をゲルという。
  (2) マシュマロは，流動性のないコロイドである。
  (3) 板こんにゃくは，ゾルである。
  (4) 水ようかんは，キセロゲルである。
  (5) 寒天ゲルは，熱不可逆性のゲルである。

5．食品とその物性に関する記述である。**誤っている**のはどれか。1つ選べ。
  (1) 食品の物性は，味覚に影響を及ぼす。
  (2) 食品の物性に影響を及ぼす因子として，コロイド粒子がある。
  (3) 砂糖濃度が同じとき，ゲルがゾルよりも甘味を強く感じる。
  (4) えん下困難者用食品の許可基準には，付着性の基準値がある。
  (5) 食品の物性は，えん下困難者用食品の許可基準に関係する。

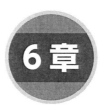

# 食品の機能

　食品の生体に対するはたらきを食品の機能という。食品の機能には，食品に含まれる栄養素による生命維持のための一次機能（栄養機能），おいしさなどの嗜好性にかかわる二次機能（感覚機能），食品成分による生体防御や体調リズムの調節にかかわる三次機能（生体調節・生体防御機能）がある（図6-1）。実際の食品は，これらの機能をあわせもっている。

　私たちが食品に求める機能は，時代や社会背景によっても変化する。日本でも，過去には天災により飢饉のような状況が幾度も起こっており，また戦時中や戦後すぐは食糧が不足していた時代もあった。そのような状況下では一次機能が重視され，普段は食用にしない救荒食品[*1]とよばれる食品でも利用される。近年の日本は飽食の時代を迎え，各自の嗜好によって食物を選択できる余裕があり，二次機能に対する要求が強い。同時に，生活習慣病などの発症率が高まっていることから三次機能をもった機能性食品への関心が高まっており，期待される食品の機能を届出型で表示すること（機能性表示食品）も可能となった。

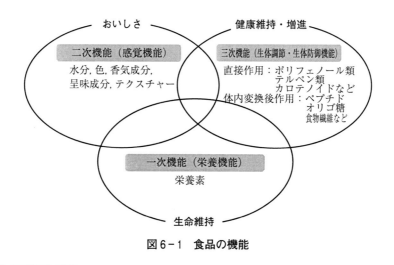

図6-1　食品の機能

---

*1　**救荒食品**（きゅうこうしょくひん）：通常は食用にしないが，食物が不足したときは利用する食品。

## 6-1 食品の一次機能

　食品の機能のなかで最も基本となるのは一次機能で，生命活動に必要な栄養素を供給する栄養機能である。食品中に含まれる糖質や脂質を摂取することで，生命の維持・成長・活動のためのエネルギーが供給される。また，たんぱく質やミネラルにより，身体組織の構成・成長・維持に必要な成分が供給される。身体機能を調節し代謝をスムーズに行うためには，ミネラルやビタミンの摂取が欠かせない。

## 6-2 食品の二次機能

　食べる行為はすべての生物が行うことであるが，楽しんで食べる行為はヒトに特有であるといわれている。食品の二次機能は，食品の水分，色，味，香り，テクスチャーなどによって生体の感覚を刺激するはたらきをさし，食品のおいしさ（嗜好性）とかかわる。一次機能に優れている食品であっても，見た目，味，香りやテクスチャーが劣る食品は，食欲を減退させ，食品としての利用価値も低くなる。二次機能をもつ成分は，栄養素の場合もあるが，非栄養素の場合もある。

　図6-2に食べ物のおいしさにかかわる要因を示した。食品によって刺激される感

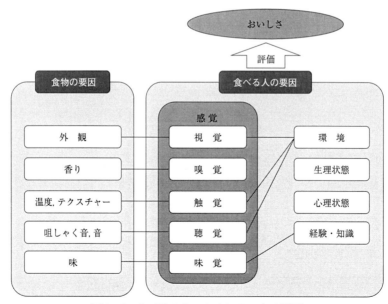

**図6-2　食べ物のおいしさにかかわる要因**
資料：久保田紀久枝・森光康次郎編『食品学―食品成分と機能性（第2版補訂）』東京化学同人，2012，p.76を参考に作成

覚（五感）で判断することだけが，おいしさに影響を与えているわけではない。食べる人が違うと嗜好性は異なるが，同じ人であってもそのときの心理状態や体調，食べる環境，知識・経験などの事前情報も影響を与える。同じ食品でも食べる日によって違うと感じることがある。ヒトが五感を使っておいしさを判断するうえで，最も大きな要因になるのが視覚，次いで嗅覚であるといわれ，味覚は五感のなかでは影響が小さいとされている。食品の色や形状，美しく盛り付けされた料理を見ておいしさが増したり，風邪や花粉症などで鼻の機能が低下していると食べ物の味が十分に感じられなかったりする経験と一致する。

　食品の二次機能を測定する方法の一つに官能評価がある。ヒトの五感を利用して対象物を評価する方法で，食品産業では欠かせない方法である。物理的・化学的な測定を行うことで客観的な数値を得ることができるが，嗜好性の判断はできない。官能評価は，主観的な数値ではあるが嗜好性の判定をすることができる。

## ❶ 色素成分

　視覚情報としてとらえられるものの一つが食品の色である。食品がもつ色素は調理や加工・保存の工程で変色や着色が起こることが多い。鮮やかな色は新鮮さを連想させて食欲をそそり，逆に退色したものは鮮度の低さを想像させるため食欲は減退する。具体的な食品の色素成分については第3章第1節に記載されたとおりであるが，各成分自体の退色や変色以外にも嗜好性にかかわる要因として，第4章第2節に記載の酵素的褐変反応や非酵素的褐変反応などがある。

　これらの変色反応は同じ色であっても好ましい場合とそうではない場合があり，ヒトはその食品として相応であるかどうかを瞬時に判断している。蓄積された経験・記憶は，嗜好性と同時に鮮度などの品質も色から予測している。果物や野菜類の黒ずみや褐色化は鮮度低下と判断され，好まれない変色である。しかし同じ色調でも，積極的に変色を利用して製造される紅茶やコーヒー，焼菓子などでは好ましいとされる。

## ❷ 呈味成分

　基本五味のうち，甘味は他の4つに比べて閾値が大きく（第3章第2節脚注＊1），酸味や苦味は食品の腐敗や毒性を連想させるため小さいことを述べたが，酸味や苦味が強く，閾値が小さい物質が含まれていても嗜好性の高い食品もあれば，その逆もある。おいしさにかかわる要因はさまざまであるが，酸味や苦味のある食品でも食経験や食習慣により生体防御反応が薄れることで嗜好性が高まるものもある。食べ物は多くの呈味成分を含んでおり，基本五味や刺激味以外にも風味やあと味，コク，まろみ

142 第6章 食品の機能

など総合的な味を構成している。また，次のような味の相互作用の影響も受ける。

## （1）味の相互作用

味の感じ方には，次のような特殊な効果が作用する場合がある。**表6-1**には相互作用とその例を示した。

### ① 対比効果

異種の味を同時または継続して摂取した場合に，片方の味の刺激により他方の味の刺激がより強くなる効果をいう。

### ② 相殺（抑制）効果

異種の味の比率を変えると，両方の味が弱められて相殺される効果をいう。

### ③ マスキング効果

片方の味がもう一方の味によって弱められる効果をいう。

### ④ 変調効果

先に摂取した味の影響を受け，後に摂取した味が変わって感じられる効果をいう。

### ⑤ 相乗効果

同種の味物質を混合して摂取した場合に，各々の味物質の和で示される以上の味の強さを感じる効果をいう。旨味において，グルタミン酸ナトリウム（MSG）と核酸系物質（5'-IMP，5'-GMP）との間で顕著に発揮される。MSGと核酸系物質の配合比は，重量比1：1の場合に最も高い効果を示し（**図6-3**），MSGを単独で用いる場合に比べて，5'-IMPでは約8倍，5'-GMPでは30倍の効果となる。

## （2）MSGによる食品への効果

MSGには食品全体の味を強める効果や，食塩濃度を減じてもMSG添加によって嗜好性の度合いが高くなることから（**図6-4**），総合的なおいしさを増し，減塩の効果があるといえる。濃いだしを用いて調理をすることで減塩効果が得られたり，おいしさが増すと感じたりするのはこのためである。日本人のナトリウム摂取量を目標量

表6-1　味の相互作用とその例

| 相互作用 | 例 |
|---|---|
| 対比効果 | ・汁粉に少量の塩を加えると甘味が強まる。<br>・すいかに少量の塩をかけると甘味が強まる。<br>・だしに少量の塩を加えると旨味が強まる。 |
| 相殺（抑制）効果 | ・果実の酸味と甘味は相互に味を弱めている。 |
| マスキング効果 | ・コーヒーやチョコレートに砂糖を加えると苦味が弱まる。<br>・みかん果汁の苦味は糖分によってやわらぐ。 |
| 変調効果 | ・濃い食塩水を飲んだ直後の水は甘く感じる。<br>・ミラクルフルーツを食べた後は酸味が甘味に感じる。 |
| 相乗効果 | ・こんぶとかつお節を用いた混合だし汁は旨味が強まる。<br>・こんぶと干ししいたけを用いた煮汁は旨味が強まる。 |

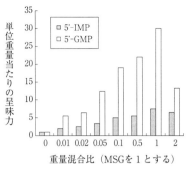

**図6-3　MSGと核酸物質の相乗効果**
資料：「5' ヌクレオチド類の呈味作用と製造方法」国中明著『蛋白質 核酸 酵素』6巻7号，共立出版，1961，pp. 403-410を参考に作成

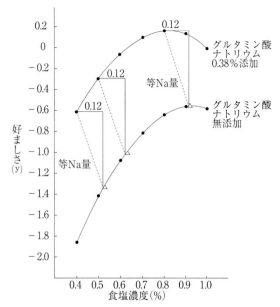

注：0.12は，MSG 0.38 gのナトリウム量に相当する食塩量を示している

**図6-4　異なる食塩濃度のすまし汁へのMSG添加による嗜好度**
資料：古川秀子編著『おいしさを測る─食品官能検査の実際』幸書房，1994，p.93

に近づけるための一つの方法として，積極的に利用していきたい効果といえる。

## ❸ テクスチャー

　ヒトは，わずかなテクスチャーの違いでも鋭敏に感じ取り，総合的に判断することができる。以前に比べると測定機器やその解析手法が発達し，テクスチャーの違いを客観的に数量化してとらえることができるようにもなってきたが，機器では嗜好の判断はできず，官能評価を併用する場合もある。嗜好性とテクスチャーの関係については，多くの研究者によりさまざまな食品についての知見が得られている。

　同じ食品を材料にした食物であっても，材料の配合割合や調理操作の違いによってそのテクスチャーが異なると，嗜好性に違いが生まれる。また食べる人によっても嗜好性に違いがでる。たとえば日本人の主食となる米飯は，個人（年齢・体調・経験など）によって，家庭によって，また国によっても嗜好性が異なる代表的な例といえる。

　食べ物のテクスチャーは，食品の水分量にも影響を受け，それが嗜好とかかわる。同種の米と水を用いても，わずかな加水量の違いで飯のテクスチャーが変わる。水分量は，かたさやしっとり感，粘弾性，飲み込みやすさなどに特に大きく影響を与え，近年は年齢を問わず，かたいものよりもやわらかい食品が好まれる傾向にある。

144 第6章 食品の機能

　また，超高齢社会に突入した日本では，加齢とともに咀しゃく力やえん下力が低下した高齢者に対応する食品の必要性が高まっている。ユニバーサルデザインフードやスマイルケア食などの統一規格ができ，在宅者でも手軽に購入して使用できることから消費量も増加傾向にある。これまでにもこの分野の研究が進められてきたが，今後よりいっそう，嗜好性が高く高齢者の豊かな食経験を満足させられるような食品が求められていくと予想される。

**参考文献**

櫻井芳人監修/荒井綜一・倉田忠男・田島眞編『新・櫻井総合食品事典』同文書院，2012

古川秀子編著『おいしさを測る—食品官能検査の実際』幸書房，1994

# 6-3 ┃ 食品の三次機能

## ① 食品の三次機能

　食品の三次機能は生体調節・生体防御機能であり，健康増進，体調リズム調節，老化防止機能などをいう。これらの機能によって，生活習慣病の予防に寄与する食品を機能性食品とよぶ。医薬品とは異なり，機能性食品の成分作用は穏やかで，多量に摂取しても効果が急に上がることはない。また，三次機能の成分には，難消化性物質(オリゴ糖，食物繊維)やフラボノイド類，カロテノイド類，ポリフェノール類などがあげられ(**表6-2**)，非栄養物質とよばれることもあり，五大栄養素とは区別されている。

## ② 特別用途食品

　特別用途食品とは，乳児，幼児，妊産婦，病者などの発育，健康の保持・回復などに適するという特別の用途について表示がなされた食品をいう。特別用途食品には，病者用食品，妊産婦・授乳婦用粉乳，乳児用調製粉乳，えん下困難者用食品，特定保健用食品の5つに分類されている(**図6-5**)。販売するには国の許可が必要である。

## ③ 保健機能食品

　特別用途食品である特定保健用食品と栄養機能食品，機能性表示食品をあわせて保健機能食品とよぶ(**図6-6**，**表6-3**)。

6-3 食品の三次機能 *145*

表6-2 主な三次機能の成分

| 生体調節機能 | 機能性成分 | 含有食品 |
|---|---|---|
| 抗酸化作用 | ポリフェノール類 | |
| | フラボノイド類 | そば，ブロッコリー，ピーマン，たまねぎ，セロリ，しそ（えごま）種子，らっかせい，緑茶，杜仲茶，カカオマス，レモン，やまいも |
| | イソフラボン類 | 大豆（納豆）（ゲニステイン，ダイゼイン） |
| | カテキン類 | 緑茶，そば，カカオマス |
| | アントシアニン類 | 赤かぶ，なす，小豆，黒豆，らっかせい，ブルーベリー，赤ワイン〈ぶどう種子〉，いちご，りんご |
| | その他 | 杜仲茶，紅茶，麦茶，コーヒー，りんご，やまもも，オレガノ，ローズマリー，セージ，えごま，そば，赤ワイン，カカオマス |
| | カロテノイド類 | 藻類，緑黄色野菜，緑茶，ブルーベリー |
| | アスコルビン酸(VC) | 緑黄色野菜，緑茶，果物，ブルーベリー |
| | トコフェロール(VE) | 大豆（納豆），植物油，緑黄色野菜，緑茶 |
| | 硫黄化合物 | ねぎ，にんにく（ジアリルジスルフィド） |
| | その他 | しょうが，うこん，セージ，タイム，クローブ，ナツメグ，シナモン，とうがらし，かんきつ類〈果皮〉，ごま，ほうれんそう，ブロッコリー，小麦ふすま，豆類，穀類，いも類，米ぬか |
| 抗血栓作用 | ポリフェノール類 | 緑茶（カテキン類），赤ワイン〈ぶどう種子〉（レスベラトロール） |
| | 食物繊維，多糖類 | 海藻類（アルギン酸），しいたけ（β-グルカン） |
| | 硫黄化合物 | にんにく・たまねぎ（アリイン，ジアリルトリスルフィド） |
| | 脂肪酸 | えごま（しそ）油（α-リノレン酸），魚油（IPA, DHA） |
| | その他 | マッシュルーム・きくらげ（アデノシン） |
| 血中コレステロール低下作用 | ポリフェノール類 | 緑茶，ウーロン茶，なす，赤ワイン〈ぶどう種子〉 |
| | 食物繊維 | グアー豆，野菜，果物，海藻類，こんにゃく，えび・かに〈殻〉，難消化性オリゴ糖，難消化性デキストリン |
| | 多糖類，その他 | しいたけ，にんぎょうたけ，桑葉，月見草油，魚油，オリーブ油，いか，たこ，貝類，紅こうじ |
| 血圧上昇抑制作用 | フラボノイド類 | レモン（ヘスペリジン，エリオシトリン） |
| | カテキン類 | 緑茶（エピガロカテキンガレート，タンニンほか） |
| | 食物繊維 | 小麦ふすま，こんにゃく，海藻類，えび・かに〈殻〉 |
| | オリゴペプチド | にんにく，乳カゼイン分解物，乳清たんぱく分解物，魚肉分解物（Val-Tyr, Val-Phe など） |
| | 脂肪酸 | えごま（しそ）油（α-リノレン酸），魚油（IPA, DHA） |
| | アミノ酸その他 | 緑茶，ギャバロン茶，紅こうじ，杜仲茶，いか，たこ，貝類，ごま油，桑葉 |
| 血糖値上昇抑制作用 | カテキン類 | 緑茶（エピガロカテキンガレートほか） |
| | アントシアニン類 | 赤ワイン〈ぶどう種子〉（プロアントシアニジン） |
| | 食物繊維 | 穀類，グアー豆，野菜，果物，こんにゃく，難消化性デキストリン |
| 腸内細菌叢改善作用 | 食物繊維 | ブルーベリー，野菜，果物，こんにゃく，難消化性オリゴ糖，難消化性デキストリン |
| | カテキン類その他 | 緑茶（エピガロカテキンガレート），桑葉（DNJ） |
| 便性改善作用 | 食物繊維その他 | グアー豆，野菜，果物，こんにゃく，海藻類，難消化性オリゴ糖，桑葉 |
| 骨粗鬆症の予防 | イソフラボン類 | 大豆（ダイゼイン，ゲニステイン） |
| | ビタミン類 | 納豆（VK$_2$），緑黄色野菜・緑茶・大豆油・菜種油（VK$_1$），きくらげ・しいたけ〈乾〉（VD$_2$） |
| | トレハロース | オリゴ糖 |
| | カゼインホスホペプチド | 牛乳カゼイントリプシン分解物（CPP） |
| 脳機能改善作用 | 脂肪酸（DHA） | 魚油（DHA） |
| 肥満抑制作用 | サポニン | 大豆 |
| | 水溶性食物繊維 | グアー豆（グアガム） |
| | α-リノレン酸 | えごま（しそ）油 |
| | ヒドロキシクエン酸 | ガルシニアエキス |
| 体脂肪蓄積抑制作用 | カテキン類 | 緑茶（エピガロカテキンほか） |
| | 1-デオキシノジリマイシン（DNJ） | 桑葉 |
| アルコール吸収抑制作用 | サポニン | たらの木〈樹皮，根皮〉（エラトサイド A~F），〈芽〉（エラトサイド G~K） |

第6章 食品の機能

*146* 第6章 食品の機能

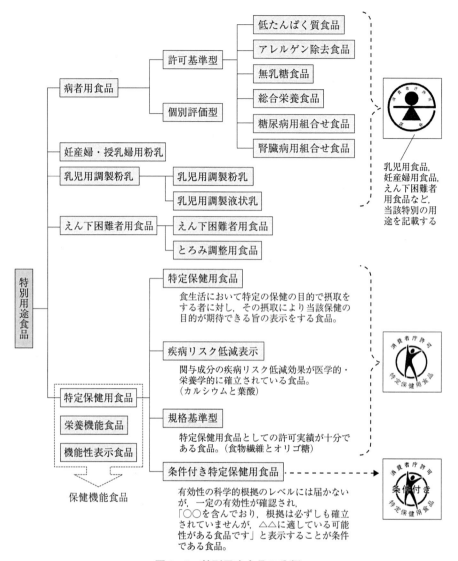

図6-5 特別用途食品の分類

### （1）特定保健用食品

健康の維持・増進に役立つことが科学的根拠に基づいて認められ，「コレステロールの吸収を抑える」など機能性の表示が許可されている食品である。表示されている効果や安全性については国が審査し，食品ごとに消費者庁長官が許可する（規格基準型を除く）。現在許可されている特定保健用食品の成分と内容を**表6-4**に示す。

### （2）栄養機能食品

1日に必要な栄養成分（ビタミン，ミネラルなど）が不足しがちな場合，その補給，補完のために利用できる食品である。すでに科学的根拠が確認された栄養成分を定められた範囲内に含む食品であれば，国への届けなしに，国が定めた表現によって機能性を表示できる。

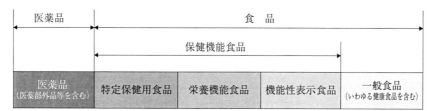

図6-6 保健機能食品の分類

表6-3 保健機能食品の概要

| | 特定保健用食品 | 栄養機能食品 | 機能性表示食品 |
|---|---|---|---|
| 制度 | 個別許可型，規格基準型（国が安全性，有用性を評価） | 規格基準型（自己認証） | 届出型（一定要件を満たせば事業者責任で表示） |
| 表示 | 構造・機能表示，疾病リスク低減表示<br>例）おなかの調子を整えます | 国が定めた栄養機能表示<br>例）カルシウムは骨や歯の形成に必要な栄養素です | 事業者の責任で構造・機能表示<br>例）目の健康をサポート |
| | 評価が個人の自覚による「疲労」「免疫」などの表示は認められない | 骨，歯，皮膚などの部位に対する定められた栄養成分の機能を表示できる | 「目」「脳」など効果を示す部位を表示できる |
| 対象成分 | 食物繊維，オリゴ糖，ペプチド，乳酸菌など多数 | ビタミン13種，ミネラル6種，n-3系脂肪酸 | ビタミン・ミネラルや成分を特定できないものは除く，機能性関与成分が明確である食事摂取基準が定められた栄養素は除く |
| 対象食品 | 加工食品，生鮮食品，錠剤・カプセル状食品 | 加工食品，生鮮食品，錠剤・カプセル状食品 | 加工食品，生鮮食品，錠剤・カプセル状食品 |
| 許可証票 | あり | なし | なし |

### （3）機能性表示食品

事業者の責任において，科学的根拠に基づいた機能性の表示をした食品である。販売前に，消費者庁への安全性および機能性の根拠に関する情報などの届出が必要である。その内容については消費者庁のウェブサイトで確認できる。ただし，特定保健用食品とは異なり，消費者庁長官の個別の許可を受けたものではない。

## 4 食品の機能性成分

### （1）腸内環境の改善機能

食物繊維には水溶性食物繊維と不溶性食物繊維があり，保水性，吸着能，イオン交換能，ゲル形成能などの性質をもつ。便のかさを増やし，消化，吸収を遅らせ，血糖値や血清コレステロール濃度の急激な上昇を防ぐ。腸内環境を改善し，発がん性物質の産生抑制，有害物質の吸着，排出促進，糞便量の増大にも関与する。阻しゃく回数の増加によって，唾液や胃液の分泌を促し，虫歯予防や満腹感を与える。

経口摂取して腸内の細菌叢のバランスを改善することで，免疫や生体に有益をもたらす生きた微生物をプロバイオティクスといい，プロバイオティクスに選択的に作用

148　第6章　食品の機能

表6-4　現在許可されている特定保健用食品の内容と成分の例

| 種　類 | 成　分 | 機　能 |
|---|---|---|
| 食物繊維 | ガラクトマンナン，グアーガム分解物，ポリデキストロース，寒天由来食物繊維，小麦ふすま，ビール酵母由来食物繊維 | おなかの調子を整える |
| | 難消化性デキストリン | おなかの調子を整える<br>糖の吸収を穏やかにする |
| | 低分子化アルギン酸ナトリウム<br>サイリウム種子由来の食物繊維 | コレステロールの吸収を抑制する |
| | キトサン | コレステロールの吸収を抑制する |
| オリゴ糖 | イソマルトオリゴ糖，ガラクトオリゴ糖，キシロオリゴ糖，フラクトオリゴ糖，ラクチュロース，ラフィノース，大豆オリゴ糖，乳果オリゴ糖 | ビフィズス菌を増やして腸内環境を改善する |
| | パラチノース | 虫歯の原因にならない |
| 単　糖 | アラビノース | スクロース（ショ糖）の消化吸収を穏やかにする |
| 糖アルコール | 還元パラチノース，エリスリトール，マルチトール | 虫歯の原因にならない |
| | キシリトール | 虫歯の原因にならない<br>歯の再石灰化を増強する |
| たんぱく質 | 小麦アルブミン | 糖質の消化吸収を穏やかにする |
| | 大豆たんぱく質 | 血中コレステロールを低下させる |
| | 乳塩基性たんぱく質 | 骨密度を高める |
| ペプチド | カゼインホスホペプチド | カルシウムの吸収促進 |
| | かつお節オリゴペプチド，サーディンペプチド，ラクトトリペプチド，ごまペプチド | 血圧上昇を抑制する |
| | グロビンたんぱく分解物 | 血清中性脂肪の上昇を抑制する |
| | リン脂質結合大豆ペプチド | コレステロールの吸収を抑制する |

して，その栄養源となって生育を促進させる成分のことをプレバイオティクスという。オリゴ糖や食物繊維は消化されず大腸まで届き，有用な腸内細菌に利される。

### （2）ミネラル吸収促進機能

　カゼインホスホペプチド（CPP）はカルシウムの吸収を促進するペプチドである。CPP は親水性アミノ酸を多く含む可溶性ペプチドであり，カルシウムが CPP のリン酸基にイオン結合すると可溶化して吸収率が上昇する。

　ヘム鉄はポリフィリン環と鉄からなり，血液に存在するヘモグロビン，畜肉や赤身魚のミオグロビンなどがある。ヘモグロビンやミオグロビンは腸管からの吸収効率が

優れているが，野菜などに含まれている鉄は非ヘム鉄で，食物繊維などに吸着されて，腸管から吸収されず排出される割合が多い。

### （3）消化吸収後に作用する機能

#### ① ペプチド

アンジオテンシンⅠ交換酵素（ACE）の活性化は血圧の上昇に関与するが，ACE活性を阻害するペプチドが，牛乳，発酵乳，大豆，魚介類など食品の消化後に生成される。サーディンペプチド（いわしペプチド）[*2]は血圧上昇を抑制することで近年注目されている。ラクトフェリンは免疫調節作用や新生児の感染防御に関与するポリペプチドである。

#### ② アミノ酸，アミノ酸誘導体

タウリンは魚介類に多く含まれ，胆汁酸分泌を促進し，コレステロールの排泄を促して，血中LDLコレステロール濃度を低下させる。$\gamma$-アミノ酪酸（GABA）はグルタミン酸が脱炭酸されて生じるアミノ酸誘導体で，発芽穀類，麹や発酵食品に多く，血圧低下作用がある。

#### ③ 脂　質

多価不飽和脂肪酸は生体膜を構成するリン脂質の構成脂肪酸であり，生体膜の流動性や膜機能の維持に関与している。生体膜リン脂質が存在する炭素数20個の不飽和脂肪酸であるアラキドン酸，ジホモ-$\gamma$-リノレン酸，イコサペンタエン酸（IPA）からは，イコサノイド（エイコサノイド）といわれるプロスタグランジン（PG），トロンボキサン（TX），ロイコトリエン（LT）などの生理活性物質が生成され，さまざまな生理活性をもつ。n-3系脂肪酸，n-6系脂肪酸の摂取バランスが重要で，バランスが崩れると高血圧，動脈硬化，血栓症などの発症原因になる（図6-7）。

#### ④ フラボノイド

植物性食品に多く含まれるアントシアニン類，フラボノール類，カテキン類はフラボノイド類に属し，抗酸化作用，抗菌・抗ウイルス作用，抗腫瘍作用，コレステロール低下作用，血糖下降作用など多様な作用が報告されている。大豆のイソフラボンのダイゼイン，ゲニステインは女性ホルモンのエストロゲン様作用があり，骨粗鬆症予防効果がある。たまねぎ，りんご，だったんそばなどに多いケルセチン，コーヒーに含まれるカフェ酸，ぶどうに含まれるレスベラトロール，うこんに含まれるクルクミンは抗酸化作用がある。そばに多いルチンは毛細血管拡張作用をもち，高血圧や脳血管障害の予防が考えられる。はっさく，グレープフルーツに含まれるナリンギンは糖尿病治療効果，緑茶に含まれるエピガロカテキンガレートは抗菌・抗ウイルス効果が

---

**＊2　サーディンペプチド**：いわしのすり身を酵素で加水分解して得られる。バリルチロシン（バリンとチロシンが結合したペプチド）を含み，血圧上昇抑制作用を有するため，特定保健用食品に利用されている。

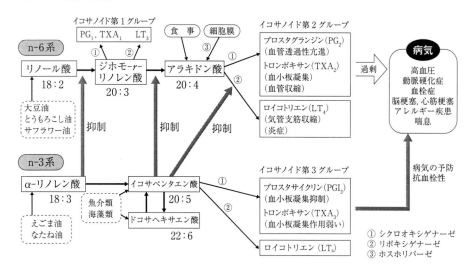

**図6-7 n-3系脂肪酸，n-6系脂肪酸の代謝経路とイコサノイドの作用**
資料：種村安子ほか著『イラスト食品学総論』東京教学社，2007，p.52より一部改変

期待される。

　⑤　カロテノイド

　赤～黄色を呈する色素成分で，にんじんに含まれるα-カロテン，β-カロテン，さつまいもに多いγ-カロテン，かんきつ類，かぼちゃに多いクリプトキサンチンは体内でビタミンAに変換されるプロビタミンAであり，抗酸化作用がある。とうもろこしに含まれるルテイン，トマトのリコペン，かにやえび，さけに含まれるアスタキサンチン，海藻類に多いフコキサンチンも抗酸化作用が期待されている。

　⑥　その他成分

　小麦アルブミンは糖質の消化吸収を抑制する。大豆に含まれるβ-コングリシニンは血中中性脂肪を低下させる作用がある。やまいもやオクラの粘性物質（糖たんぱく質）は胃炎・胃潰瘍を予防する効果がある。かんきつ類に含まれるリモネン（テルペノイド類）は抗酸化作用，抗菌作用，抗腫瘍作用がある。コーヒー，ごぼうに多いクロロゲン酸は抗酸化作用があり，ブロッコリーに含まれるスルフォラファンは抗酸化作用のほか，解毒効果，抗腫瘍作用があり注目されている。

**演習問題**

1．味の相互作用とその例の組み合わせである。正しいのはどれか。1つ選べ。
　（1）　相殺効果―こんぶとかつお節の合わせだしは，それぞれのだしよりも旨味が強い。
　（2）　変調効果―すし酢に食塩を加えると，酸味がやわらぐ。
　（3）　抑制効果―濃い食塩を飲んだ直後の水は甘く感じる。
　（4）　対比効果―すいかに少量の塩をかけると甘味が増す。

(5) 相乗効果—コーヒーに砂糖を加えると苦味が弱められる。


2．特別用途食品に関する記述である。正しいのはどれか。1つ選べ。
(1) とろみ調整用食品でとろみをつけるには，加熱が必要である。
(2) 許可基準のない疾患に関する病者用食品は，個別に評価し，許可される。
(3) 乳児用液体ミルクの栄養成分は，調整後の乳児用調整粉乳より少ない。
(4) 腎臓病組み合わせ食品は，主菜と副菜の組み合わせである。
(5) 総合栄養食品の許可基準には，かたさの基準がある。


3．栄養機能食品についての記述である。正しいのはどれか。1つ選べ。
(1) 栄養機能食品と保健機能食品を合わせて，特定保健用食品という。
(2) 栄養機能食品は，規格基準に合致していれば，消費庁長官の個別の許可はいらない。
(3) 栄養機能食品で定められているミネラルは，鉄，亜鉛，カルシウムの3種である。
(4) 栄養機能食品は，注意喚起表示が必要ない。
(5) 栄養機能食品には，定められたマークを表示する。


4．食品成分の三次機能に関する記述である。**誤っている**のはどれか。1つ選べ。
(1) 大豆イソフラボンのダイゼイン，ゲニステインは女性ホルモン様作用がある。
(2) 難消化性デキストリンは，腸管からのグルコースの吸収を緩やかにする。
(3) ケルセチン配糖体は，リパーゼを活性化させる。
(4) 植物ステロールは，コレステロールの吸収を抑制する。
(5) ガラクトオリゴ糖は，プレバイオティクスである。


5．栄養機能食品で機能性表示が認められている対象成分である。正しいのはどれか。1つ選べ。
(1) 分枝（分岐鎖）アミノ酸　　　(4) イソフラボン
(2) 難消化性オリゴ糖　　　　　　(5) カテキン
(3) n-3系脂肪酸


6．食品のもつ機能に関する記述である。正しいのはどれか。1つ選べ。
(1) 食品の一次機能は嗜好，二次機能は栄養，三次機能は生理調節である。
(2) 加工食品には，三次機能は期待できない。
(3) ビタミンは二次機能をもつが，三次機能はもたない。
(4) 食品の三次機能は，一次機能，二次機能より重要な機能である。
(5) 食物繊維は，三次機能が最も注目される成分である。

152  第6章　食品の機能

7．血圧上昇抑制作用を示す食品成分である。**誤っている**のはどれか。1つ選べ。

(1)　ごまペプチド
(4)　カゼインホスホペプチド

(2)　サーディンペプチド
(5)　かつお節オリゴペプチド

(3)　ラクトトリペプチド


8．特別用途食品に関する記述である。正しいのはどれか。1つ選べ。

(1)　特別用途食品は，保健機能食品の一つである。

(2)　特別用途食品として食品を販売するには，国の許可を必要とする。

(3)　えん下困難者用食品は，個別評価型の特別用途食品である。

(4)　妊産婦・授乳婦用粉乳は，母乳の代替食品として利用される。

(5)　低たんぱく質食品のたんぱく質含量は，通常の同種食品の含量の50％以下と規定
されている。


9．特定保健用食品の関与成分のうち，食後の血糖上昇を抑制する作用を有する成分であ
る。正しいのはどれか。1つ選べ。

(1)　カゼインホスホペプチド
(4)　低分子化アルギン酸ナトリウム

(2)　キシリトール
(5)　難消化性デキストリン

(3)　γ-アミノ酪酸（GABA）


10．食品の機能に関する記述である。**誤っている**のはどれか。1つ選べ。

(1)　食品の一次機能は栄養機能である。

(2)　食品の二次機能は感覚機能である。

(3)　食品の三次機能は生体調節・生体防御機能である。

(4)　食品の一次機能は栄養成分の生命維持機能であり，糖質，たんぱく質，脂質を摂取
することでエネルギーが供給されるので，ミネラルやビタミンは欠かしてもよい機能
である。

(5)　食品の二次機能は食品の水分，色，味，香り，テクスチャーなどによって，生体の
感覚を刺激する機能であり，おいしさ，嗜好にかかわる。

# 演習問題

## 解答と解説

### 解　答

| 問<br>章，頁 | 1. | 2. | 3. | 4. | 5. | 6. | 7. | 8. | 9. | 10. |
|---|---|---|---|---|---|---|---|---|---|---|
| 1，p. 16 | (4) | (1) | (2) | (1) | (4) | | | | | |
| 2-1，p. 23 | (5) | (2) | (2) | (2) | | | | | | |
| 2-2，p. 40 | (1) | (2) | (3) | (5) | (5) | (3) | (2) | (5) | | |
| 2-3，p. 55 | (4) | (5) | (5) | (3) | (2) | | | | | |
| 2-4，p. 70 | (5) | (2) | (1) | (4) | (1) | | | | | |
| 2-5，p. 82 | (1) | (2) | (2) | (3) | | | | | | |
| 2-6，p. 88 | (1) | (5) | (3) | (5) | (4) | (1) | | | | |
| 2-7，p. 91 | (2) | (4) | (3) | | | | | | | |
| 3-1，p. 97 | (3) | (4) | (5) | (4) | | | | | | |
| 3-2，p. 104 | (3) | (4) | | | | | | | | |
| 3-3，p. 110 | (4) | (5) | (5) | (2) | | | | | | |
| 4，p. 122 | (4) | (4) | (1) | (4) | (2) | (3) | (4) | | | |
| 5，p. 138 | (5) | (4) | (1) | (2) | (3) | | | | | |
| 6，p. 150 | (4) | (2) | (2) | (3) | (5) | (4) | (2) | (5) | (4) | |

### 解　説

**第1章**

**1.** (1)フード・マイレージの増減と二酸化炭素排出量の増減は正の相関である。(2)地産地消は地域の生産物をその地域で消費することなので，輸入食品に比べて減少する。(3)その土地の伝統的な食材や食文化を見直す活動を「スローフード運動」という。(5)生物濃縮は食物連鎖の後期で高値となる。　**2.** (2)フード・マイレージのわが国の値は高い。(3)値が高いと輸送中の $CO_2$ の増加などで地球温暖化の促進につながる。(4)食品トレーサビリティシステムの導入は食の安全につながるがフード・マイレージには無関係である。(5)地産地消の推進はフード・マイレージの低減につながる。
**3.** (1)フード・マイレージの値が大きいほど地球環境への負担は大きい。(3)世帯における食品ロス率は 10% を超えていない。(4)外食産業の食べ残し量の割合は食堂・レストランより宴会のほうが大きい。(5)台所ごみは調理くずが多い。　**4.** (2)1 kcal＝4. 184 kJ　(3)ビタミン D は μg で表示。(4)無機質の成分項目にマンガンは収載されている。(5)アルコールのエネルギー換算係数は 7. 1 kcal/g
**5.** (1)「Tr」は最小記載量 1/10 以上 5/10 未満。(4)食品番号 5 桁の左 2 桁は食品群を示す。

**第2章1**

**1.** (1)自由水は塩類などの溶質の溶媒となる。(2)結合水の割合が減ると水分活性は高くなる。(3)砂糖濃度が高いほど水分活性が低い。(4)水分活性 0.5 以下では一般に細菌は増殖しない。　**2.** (1)純水の水分活性は 1　(3)水分活性が低いほど自由水がないため加水分解酵素の反応は進行しない。(4)カビは細菌よりも水分活性の低い環境で増殖できる。(5)一般に水分活性 0.9 以上の食品では微生物は増殖できる。　**3.** (1)水分量，温度が同一下でも食品の種類（例：塩と砂糖）により水分活性は

異なる。(2)中間水分食品は脂質の自動酸化は起きやすい。　**4.** (1)水分子間の水素結合は共有結合に比べて結合力が弱い。(3)マイクロ波は結合水にも作用する。(4)アミノ・カルボニル反応（非酵素的褐変）は中間水分食品の水分活性で高い。(5)水分活性が低いことは自由水が低いことであり，必ずしも食品の水分含量が少ないとはいえない。

## 第2章2

**1.** (1)たんぱく質を構成するアミノ酸はすべてL型（グリシンを除き）である。　**2.** (1)たんぱく質の加熱により，一次構造は変化しないが，高次構造は変化する。(3)グリシンは光学異性体がない。(4)コラーゲンは水に不溶なたんぱく質で水で加熱するとゼラチンになる。(5)リシンは塩基性アミノ酸である。　**3.** (3)カゼインはリンたんぱく質である。　**4.** (1)アミノ酸の溶解度は等電点付近で最小となる。(2)たんぱく質のアミノ酸配列は一次構造である。(3)たんぱく質はpHの変化では変性する。(4)アミノ酸価は必須アミノ酸の含有量と必要量が関係する。　**5.** (5)ツェインは60〜90%アルコール溶液に可溶なたんぱく質である。　**6.** (1)ピータンはアルカリ変性を利用した食品。(2)ヨーグルトは酸変性を利用した食品。(4)アミノ・カルボニル反応により有効性リシンは減少し栄養価が低下する。(5)ところてんは寒天質でたんぱく質の変性には関係しない。　**7.** (2)グルテリンやプロラミンは水や塩溶液に不溶で，プロラミンは60〜90%のエタノールに溶ける。　**8.** (1)リシン，アルギニンは親水性が高い。(2)アビジンはビオチンと結合するが利用性は低下する。(3)フェリチンは貯蔵鉄で酸素運搬に関与しない。(4)たんぱく質の変性は超音波処理や紫外線照射で起こる。

## 第2章3

**1.** (1)炭素数が14個以上のものを長鎖脂肪酸という。(2)リノール酸はn-6系の脂肪酸。(3)不飽和脂肪酸は二重結合をもつ。(5)ヨウ素価の高い油脂は不飽和度が高い脂肪酸が多く酸化されやすい。　**2.** (1)多価不飽和脂肪酸は2個以上の二重結合をもつ。(2)天然に存在する脂肪酸の二重結合はシス型が多い。(3)脂肪酸の炭素はほとんど偶数個。(4)魚油は不飽和脂肪酸が多い。　**3.** (1)リノール酸 18：2, n-6　(2)α-リノレン酸 18：3, n-3　(3)アラキドン酸 20：4, n-6　(4)イコサペンタエン酸 20：5, n-3　**4.** (3)短鎖脂肪酸は長鎖脂肪酸よりもケン化価が大きい。　**5.** (1)ラード：オレイン酸 (3)大豆油：リノール酸　(4)バター：オレイン酸　(5)なたね（キャノーラ種）油：オレイン酸

## 第2章4

**1.** (3)イヌリンはスクロースのフルクトース側にフルクトースがβ-2, 1結合したもの。(5)キチンは食物繊維でエネルギーの補給源とならない。　**2.** (1)ペクチンは消化酵素で分解されずエネルギー源にならない。(3)マルチトールはマルトースの糖アルコール。(4)分岐点はα-1, 6結合。(5)セルロースは植物性食品の細胞壁を構成し食物繊維の仲間。　**3.** (2)ペクチンの主な構成糖はガラクツロン酸。(3)シクロデキストリンはグルコースが含まれる。(4)低メトキシペクチンは低糖度ジャムの製造に用いられる。(5)スタキオースの構成糖はガラクトース，グルコース，フルクトースである。**4.** (4)ラフィノースは三糖類，スタキオースは四糖類。　**5.** (1)マルトース：グルコース2分子 (2)ラクトース：グルコースとガラクトース　(3)アミロペクチン：グルコース　(4)アルギン酸：マンヌロン酸　(5)ペクチン：ガラクツロン酸　**6.** (1)トレハロース：グルコース2分子がα, α-1, 1結合。(2)セロビオース：ブドウ糖2分子がα, β-1, 4結合。(3)スクロース：フルクトースとグルコースがα-1, β-2結合。(4)イソマルトース：グルコース2分子がα-1, 6結合。(5)ラクトース：グルコースとガラクトースがβ-1, 4結合。

## 第2章5

**1.** (1)ビタミンAは脂溶性ビタミン　**2.** (1)プロビタミンAはカロテノイド。(3)大豆油はγ-トコフェロールのほうが多く含む。(4)レチノールは動物の肝臓に多く含まれる。(5)チアミン($B_1$)はアリシンと結合してアリチアミンとなる。　**3.** (1)ビタミンDは植物性食品には含まれない。(3)ビタミンEは抗酸化剤として作用する。(4)ナイアシンは水溶性ビタミン。(5)ビタミン$B_2$は熱に安定。

演習問題　解答と解説　*155*

4.　(3)ビタミン$B_2$は酸性・中性ではルミクロームに，アルカリ性ではルミフラビンに分解される。

## 第2章6

1.　(2)カルシウムは小魚類や牛乳，乳製品などに多く骨の形成に関与。(3)カリウムは細胞内に多く存在。(4)ヨウ素は体内で甲状腺ホルモンの合成に利用される。(5)亜鉛が欠乏すると味覚障害が起こる。　2.　(1)食品や人体には約30種類の必須元素が存在。(2)食品中に含まれるフィチン酸は，カルシウム，マグネシウム，亜鉛などの吸収を阻害する。(3)ナトリウムは細胞外に多く存在。(4)クロロフィルはマグネシウムを含む。　3.　(1)鉄の吸収を高める物質にビタミンCがある。(2)リンは清涼飲料水の酸味料など食品添加物として広く使用。(4)コバルトの供給源はビタミン$B_{12}$を含む食品で，肉類など動物性食品や納豆などに含まれている。(5)カルシウムの吸収を手助けするものとしてビタミンD，クエン酸などがある。　4.　(5)マグネシウムは穀類，豆類にも多く含む。　5.　(1)ほうれんそうはカルシウム含量が多いがシュウ酸により吸収が阻害される。(2)ヘム鉄の吸収は非ヘム鉄より高い。(3)クロム6価は有害。(5)ヨウ素は欠乏するとクレチン病（先天性甲状腺機能低下症）セレンは欠乏すると克山病が発生。　6.　(1)カルシウムは人体のミネラルで最も多い。

## 第2章7

1.　(2)キチンは動物起源の物質。　2.　(1)食物繊維の構成成分グルコースはD型が多い。(2)D-キシロースは五炭糖。(3)キチンは血中コレステロール低下作用がある。(5)水溶性食物繊維は海藻類，きのこ類，果実類に多い。　3.　(1)ポリフェノールは植物性食品に多い。(2)ポリフェノールはベンゼン環に2個以上の水酸基をもつ化合物。(4)ポリフェノールは腸から吸収される。(5)カテキン類はポリフェノールである。

## 第3章1

1.　(3)シソニンはアントシアニン。　2.　(1)食肉の酸化型の色素はヘム鉄が3価のメトミオグロビン。(2)バターおよび卵黄の色は飼料から由来したカロテノイド。(3)しょうゆの色はアミノ・カルボニル反応によって生じたメラノイジン。(4)紅茶の色はタンニンであるカテキン成分が酸化で生じた褐変色素テアフラビン。(5)クルクミンはうこんから抽出された黄色色素。　3.　(1)クロロフィルをアルカリ溶液で加熱すると鮮緑色のクロロフィリンになる。(2)フェオフォルバイドはクロロフィルの分解による。(3)メトミオグロビンに含まれる鉄は3価鉄。(4)リコペンはビタミンA効力をもたない。　4.　(1)クロロフィルはマグネシウムを含む。(2)カロテノイドはすべてにビタミンAの効力はない。(3)アントシアニジンは酸性で赤色系，アルカリ性で青色系に変色。(5)そばが黒いのは外皮ごとする，胚乳に胚芽が入り込んでいるためなど。

## 第3章2

1.　(3)ココア─苦味─テオブロミン。　2.　(4)チーズ─苦味ペプチド。

## 第3章3

1.　(1)レモンの主要香気成分は，リモネンである。(2)しいたけの主要香気成分は，レンチオニンである。(3)シニグリンにミロシナーゼが作用するとアリルイソチオシアネートが生成する。(5)海産魚の腐敗ではトリメチルアミンが生成する。　2.　(5)バナナの主要香気成分は，酢酸イソアミルである。　3.　(1)ケイ皮酸メチルはまつたけである。(2)メントールはペパーミントである。(3)シネオールはしょうがなどである。(4)リナロールは，こしょうなどである。　4.　(2)香気，匂いの成分は，分子量が低分子で揮発性の物質である。

## 第4章

1.　(4)アミノ・カルボニル反応は非酵素的褐変。　2.　(1)高温のほうが反応大。(2)アルカリ性のほうが反応大。(3)アミノ酸よりアミンのほうが反応大。(5)メラノイジンは抗酸化作用を有す。　3.

*156* 演習問題 解答と解説

(2)ストレッカー分解は α-ジカルボニル化合物と α-アミノ酸とが脱水縮合する反応。(3)カラメル化とはグルコースを高温加熱で褐色変色する現象。(4)デヒドロアスコルビン酸（酸化型レダクトン）は α-アミノ酸と反応し褐変する。(5)アミノ・カルボニル反応は鉄イオンがあると反応大。　**4.**
(1)Phe-P-1（ヘテロサイクリックアミン）変異原性。(2)アクリルアミド（還元糖とアスパラギン加熱変性）発がん性　(3)ベンゾ(a)ピレン（有機化合物の不完全燃焼）変異原性　(5)ヒドロペルオキシド（過酸化物）　**5.** (1)酵素反応は温度，pH に影響を受ける。(3)プロテアーゼは加水分解酵素。(4)アミラーゼはでんぷんの加水分解酵素。(5)異性化糖製造にはインベルターゼを使用。　**6.** (3)ポリフェノールオキシダーゼを使用の褐変反応利用食品に紅茶。　**7.** (4)グルコースをグルコースイソメラーゼ（異性化酵素）で処理するとグルコースの一部がフルクトースへと異性化する。

## 第5章

**1.** (1)牛乳のカゼインミセルは，コロイドであり半透膜を通過できない。(2)エマルションの粘度は，ある程度の範囲において，コロイドの粒子径が大きいほど低い。(3)生クリームは，水中油滴型エマルション（O/W 型）。(4)マヨネーズは，水中油滴型エマルション（O/W 型）。(5)スクロース水溶液（おおむねサラッとした溶液）は，ニュートン流動を示す。　**2.** (1)ニュートン流体。ほかに水やサラダ油などがある。(2)でんぷん懸濁液は，ゾルからゲルに変化するダイラタンシー流動を示す。(3)攪拌によってゲル化が促進される現象をレオペクシーという。ホイップクリームや卵白の泡立てでみられる。(4)ずり速度とずり応力が増大するとみかけの粘性率が減少する流動を，ずり流動化流動といい，時間非依存性のずり流動化流動を擬塑性流動という。コンデンスミルク，スープ，クリームなど多くの液状食品でみられる。(5)ケチャップは，チキソトロピーを示す。　**3.** (1)バターなどを流動させるために必要な力を降伏応力（その値を降伏値）という。(2)生クリームなどは，流れ出した後，非ニュートン流体となる非ビンガム塑性流体である。(3)急速凍結は，緩慢凍結に比べ解凍後の変化が小さい。(4)ゼリーは，分散媒が液体で分散相が固体である。(5)クッキーは，分散媒が固体で分散相が気体である。　**4.** (1)流動性をもったコロイド分散系はゾル。ゲルは流動性をもたない。(2)マシュマロは分散媒が固体，分散質が気体のコロイド。(3)板こんにゃくはゲル。(4)キセロゲルは寒天などのように，ゲル中の分散媒が減少して，空隙のある網目構造をもったもの。(5)寒天ゲルは，熱可逆性のゲル。　**5.** (1)味覚に影響を及ぼす。(2)影響を及ぼす因子として，コロイド粒子がある。(3)砂糖濃度が同じとき，ゾルがゲルよりも甘味を強く感じる。(4)えん下困難者用食品の許可基準には，かたさ，凝集性，付着性の基準値がある。(5)許可基準に関係する。

## 第6章

**1.** (1)相乗効果　(2)抑制効果　(3)変調効果　(5)抑制効果　**2.** (1)加熱しなくても，混ぜることによりとろみをつけられる。(3)栄養組成は調乳後の粉乳と同じ。(4)主食，主菜および副菜の組み合わせが基本。(5)硬さの許可基準がある特別用途食品は，えん下困難者用食品（とろみ調整用食品を含む）。**3.** (1)特定保健用食品，栄養機能食品，機能性表示食品を合わせて保健機能食品という。(3)栄養機能食品で定められているミネラルは６種。(4)栄養機能食品は注意喚起表示が必要。(5)栄養機能食品は許可表示はない。　**4.** (3)ケルセチン配糖体は体脂肪減少効果。　**5.** 機能性表示の対象栄養成分は n-3 系脂肪酸，ミネラル６種類，ビタミン 13 種類。　**6.** (1)一次機能は栄養，二次機能は嗜好，三次機能は生理調節。(2)加工食品も三次機能は期待できる。(3)ビタミンも三次機能をもつ。(4)食品の一次機能，二次機能，三次機能は各々重要な機能。　**7.** (4)カゼインホスホペプチドはカルシウムの吸収促進作用，虫歯予防，歯を丈夫にする作用。　**8.** (1)特別用途食品は保健機能食品の一つではない。(3)えん下困難者用食品は許可基準型の特別用途食品である。(4)乳児用調製粉乳は母乳の代替食品として利用される。(5)低たんぱく質食品のたんぱく質含量は通常の同種食品の含量の30% 以下。　**9.** (1)小腸下部でカルシウム吸収の促進作用。(2)再石灰化を促進。(3)交感神経のはたらきを抑え血管収縮に関与するノルアドレナリンの分泌を抑え血圧降下作用を示す。(4)コレステロール吸収を抑える作用。(5)難消化性デキストリン：血糖上昇を抑制する作用。　**10.** (4)生命維持は糖質，たんぱく質，脂質の摂取のほか，ミネラルやビタミンも欠かせない。

# 索　　引

## あ

亜鉛（Zn）………………85
アクリルアミド ………115
味の閾値…………………99
味の相互作用 …………142
亜硝酸塩 …………………114
アスタキサンチン …………150
アノマー…………………57
アビジン…………………80
アミノ・カルボニル反応 …111
アミノ基…………………24
アミノ酸…………………24
　アミノ酸価（アミノ酸スコア）
　　　　　　　　　　　…37
　アミノ酸残基…………28
　アミノ酸の味…………28
　アミノ酸配列…………30
　アミノ酸補足効果………37
アミノ糖…………………60
アミロース………………63
アミロペクチン…………63
アリイン…………………26
アルカロイド …………102
アルコール………………13
　アルコール類 …………105
アルデヒド類 …………105
アルドース………………56
アルドン酸………………60
α-アミノ酸 ……………24
α-アミラーゼ …………118
α-L-アミノ酸 …………26
α-ヘリックス構造（α-らせん
　構造）…………………31
アルブミン………………33
アントシアニン……………95

## い

イコサノイド ……………149
異性化糖 …………………121
イソフラボン……………149
1-オクテン-3-オール………108
一次機能（栄養機能）…………3
一次構造…………………30
イヌリン…………………65
インベルターゼ…………121

## う

旨味物質 …………………102
ウロン酸…………………59

## え

AMP デアミナーゼ ………120
HLB ………………………127
栄養機能 …………………140
　栄養機能食品 …………144
エグ味物質 ………………103
エステル交換……………48
エステル類 ………………105
エナンチオマー……………56
N 末端（アミノ末端）……28
エネルギー………………10
エピガロカテキンガレート
　　　　　　　　　　…149
エピマー…………………57
エマルション ……………126
L-アスコルビン酸 ………80
L-アミノ酸 ………………26
塩基性アミノ酸…………27
塩析………………………34, 125
塩味物質 …………………101
塩溶………………………34

## お

オプシン…………………71
オルガノゲル ……………133
オルニチン………………26

## か

灰分（ash）………………12, 84
界面活性剤 ………………127
化学的評価法……………37
過酸化物価………………50
カシン・ベック病…………86
カゼインホスホペプチド …148
カフェ酸 …………………149
カルシフェロール…………72
カラギーナン……………66
辛味物質 …………………102
カラメル化 ………………113
カリウム（K）……………84
カルシウム（Ca）…………84

## カ

カルボキシ基……………24
カルボニル価……………50
カロテノイド ……………93
カロテン…………………93
寒天………………………65
回転粘度計 ………………135
γ-アミノ酪酸（GABA）…149
甘味物質…………………99
含硫アミノ酸……………26
含硫化合物 ………………105

## き

キーコンパウンド …………105
キサンタンガム……………68
キサントフィル……………93
キセロゲル………………133
キチン……………………65
機能性食品 ………………144
機能性表示食品 …………144
機能性ペプチド…………29
キノン類 …………………117
基本味……………………98
嗅細胞……………………104
球状たんぱく質……………32
嗅上皮……………………104
凝集………………………125
鏡像異性体………………24
凝乳酵素 …………………125
キラル中心 ………………24, 56

## く

クリープ現象 ……………136
クリーミング性 …………125
グリコーゲン……………64
グリコサミノグリカン………66
グリセロ糖脂質……………46
クルクミン ………………149
グルコースイソメラーゼ …121
グルコマンナン……………66, 89
グルテリン………………33
グロブリン………………33
クロム（Cr）………………86
クロロゲン酸 ……………150
クロロフィル……………95

## 索引

### け

ケイ皮酸メチル ……………108
克山病…………………………86
結合水…………………………18
ケトース………………………56
ゲニステイン ………………149
ゲル ……………………………133
ケルセチン …………………149
ケン化価………………………50
懸濁液…………………………126

### こ

5'-イノシン酸(5'-IMP) …102
光学異性体 ………………24, 56
高次構造………………………30
甲状腺機能低下症……………86
甲状腺腫………………………86
剛性率…………………………130
光増感酸化……………………52
酵素……………………………116
　酵素酸化……………………52
硬たんぱく質(アルブミノイド)
　………………………………33
降伏点…………………………136
5'-グアニル酸(5'-GMP) …102
骨粗鬆症………………………84
小麦アルブミン ……………150
コラーゲン……………………32
コレステロール………………11
コロイド ……………………124

### さ

サスペンション ……………126
サブユニット(単量体)……32
酸価……………………………50
酸化防止法……………………53
三次機能(生体調節・生体防御
　機能)…………………………3
三次構造………………………31
酸性アミノ酸…………………27
酸味物質 ……………………101

### し

ジアセチル …………………109
C末端(カルボキシ末端)…28
シクロデキストリン …………63
脂質……………………………41
　脂質と栄養…………………53
　脂質の酸化…………………51
　脂質の分類…………………44
自動酸化………………………51

渋味物質 ……………………103
ジスルフィド結合(S-S 結合)
　………………………………31
脂肪酸……………………11, 41
　脂肪酸の構造………………43
収載食品数……………………8
シュウ酸………………………84
自由水…………………………18
主鎖(ペプチド鎖)………28, 30
循環型社会形成推進基本法 …7
常圧加熱乾燥法………………18
脂溶性ビタミン………………71
少糖……………………………55
食塩相当量…………………13, 84
食品の機能 …………………139
食品廃棄………………………6
食品番号………………………10
食品リサイクル法 ……………7
食品ロス率……………………7
食物繊維……………………70, 89
　食物繊維総量………………12
食料自給率……………………4
飼料自給率……………………4
人工甘味物質 ………………101
親水コロイド ………………125

### す

水素結合………………………17
水素添加(硬化油)……………47
水中油滴型(O/W 型)………126
水分……………………………10
　水分活性……………………19
水溶性食物繊維 …………69, 89
水溶性ビタミン………………74
水和…………………………17, 32
スクロース……………………61
スタキオース…………………63
ストレッカー分解 …………113
スフィンゴ糖脂質……………46
スラリー ……………………127
ずり応力………………………130
スルフォラファン …………150

### せ

制限アミノ酸…………………37
生物学的評価法………………37
生物濃縮………………………4
生理活性ペプチド……………29
セルロース……………………64
セレン(Se)…………………86
繊維状たんぱく質……………32
せん断応力……………………130

せん断ひずみ ………………130

### そ

総合食料自給率 ………………4
相殺(抑制)効果 …………142
相乗効果 ……………………142
双性(両性)イオン…………26
側鎖………………………28, 31
疎水コロイド ………………125
塑性流動………………………131
ゾル ……………………………133

### た

ダイゼイン …………………149
体積弾性率……………………130
台所ごみ………………………7
対比効果 ……………………142
ダイラタンシー ……………132
タウリン…………………26, 149
多価不飽和脂肪酸 …………149
多糖……………………………55
食べ残し………………………6
多量ミネラル…………………82
単純脂質………………………43
単純多糖………………………63
単純たんぱく質………………32
炭水化物……………………12, 55
弾性の限界……………………129
単糖……………………………55
たんぱく質………11, 23, 28

### ち

チアミン………………………75
チオバルビツール酸反応性物質
　量:TBA 価………………50
チキソトロピー ……………132
地産地消………………………4
窒素−たんぱく質換算係数…11
中間水分食品…………………20
中性アミノ酸…………………27

### て

テアニン………………………26
テアフラビン類 ……………118
D-アミノ酸…………………26
デオキシ糖……………………59
テクスチャー ………………134
鉄(Fe)………………………85
鉄欠乏性貧血…………………85
テルペン類 …………………105
転化糖…………………………121
天然甘味物質 ………………100

天然たんぱく質…………………32
テンパリング（調温）………47
でんぷん…………………………63

### と

銅（Cu）…………………………85
糖アルコール……………………59
等温吸湿脱湿曲線………………20
糖脂質……………………………46
等電点……………………………27
　等電点沈殿…………………34
特定保健用食品………………146
特別用途食品…………………144
トコフェロール…………………73
トランス脂肪酸…………………41
トリアシルグリセロール………44
　トリアシルグリセロール当量
　　………………………………11
トリプシンインヒビター………29
トリメチルアミン……………108
トレーサビリティ ………………6

### な

ナイアシン………………………76
ナトリウム（Na）……………84
ナリンギン……………………149
難消化性デキストリン…………89

### に

苦味物質 ………………………102
二次機能（感覚機能）……………3
二次構造…………………………30
二糖………………………………55
ニトロソアミン ………………114
日本食品標準成分表 ……………8
乳化………………………………48
　乳化剤………………………127
ニュートン流体………………131

### ね

熱酸化……………………………52
粘性………………………………128
　粘性流体……………………131
粘度 ……………………………135

### は

バーチャルウォーター …………8
廃棄率……………………………10
ハイドロゲル…………………133
破断強度………………………136
パントテン酸……………………78

### ひ

PFC バランス……………………2
ビオチン…………………………79
ヒストン…………………………33
ひずみ…………………………129
ビタミン（vitamin）………13, 70
　ビタミン A …………………71
　ビタミン B₁ …………………75
　ビタミン B₂ …………………75
　ビタミン B₆ …………………77
　ビタミン B₁₂ …………………78
　ビタミン C …………………80
　ビタミン D …………………72
　ビタミン E …………………73
　ビタミン K …………………74
必須アミノ酸……………………36
ヒドロゲル ……………………133
非ニュートン流体……………131
非ビンガム塑性流動 …………131
非ヘム鉄…………………………85
ピペリジン……………………108
微量ミネラル……………………83
ビンガム塑性流動……………131
品目別自給率 ……………………4

### ふ

フィチン酸………………………85
フィロキノン……………………74
フード・マイレージ ……………4
複合脂質…………………………45
複合多糖…………………………63
複合たんぱく質…………………32
フコキサンチン………………150
不斉炭素原子 ……………24, 56
フックの法則 …………………129
不溶性食物繊維 …………70, 89
フラボノイド ………90, 95, 149
ブルーミング ………114, 134
プルラン…………………………65
フレーバー……………………105
プレバイオティクス …………148
プロタミン………………………33
プロテアーゼ（たんぱく質分解
　酵素）……………29, 35, 120
　プロテアーゼインヒビター
　　………………………………29
プロバイオティクス …………147
プロビタミン……………………80
　プロビタミン A ……………150
プロラミン………………………33
分岐鎖アミノ酸…………………24

### へ

分散質 …………………………124
分散相…………………………124
分散媒…………………………124

β−アミラーゼ…………………118
β−構造（β−シート構造）……31
β−コングリシニン……………150
ペクチン…………………………66
ヘテロサイクリックアミン
　………………………………115
ヘテロ多糖………………………63
ペプチド………………28, 149
　ペプチド結合………………28
ヘム鉄…………………85, 148
ヘモグロビン……………………85
ペラグラ…………………………77
変性………………………………35
ベンゾ（a）ピレン………114
変調効果 ………………………142

### ほ

ポアソン比 ……………………130
補欠分子族……………………116
保健機能食品…………………144
補酵素…………………………116
保護コロイド…………………125
ホモ多糖…………………………63
ポリフェノール…………………90
　ポリフェノールオキシダーゼ
　………………………………116

### ま

マグネシウム（Mg）………84
マスキング効果 ………………142
マルトース………………………61
マンガン（Mn）………………86

### み

ミオグロビン……………………85
味覚・嗅覚障害…………………85
味覚修飾物質…………………103
味覚抑制物質…………………104
水…………………………………17
ミセル…………………………125
　ミセル構造…………………127
味蕾………………………………98

### む

無機質（ミネラル）……12, 82

## め

メナキノン……………………74
メラノイジン ………111, 112

## も

モリブデン（Mo）…………86

## ゆ

有機酸 …………………………101
誘導脂質………………………46
誘導たんぱく質………………32
油脂……………………………44
　油脂の脂肪酸組成…………41
　油脂の物理的・化学的試験法
　………………………………48
　油脂の分類…………………41
　油脂の融点…………………47
油中水滴型（W/O型）……126

## よ

葉酸……………………………79
ヨウ素（I）……………………86

ヨウ素価…………………………49
ヨーグルト……………………34
四次構造………………………32

## ら

ライヘルト・マイスル価……50
ラクトン類 …………………105
ラジカル反応…………………51
ラフィノース…………………63

## り

リサイクル（Recycle）再資源
　化………………………………7
離漿……………………………134
リシン…………………………38
離水……………………………134
立体構造………………………30
リデュース（Reduce）ごみの
　発生抑制 ………………………7
リポキシゲナーゼ …………118
リボフラビン…………………75
リモネン ……………………150
リユース（Reuse）再使用 …7

流体 …………………………128
利用可能炭水化物（単糖当量）
　………………………………12
両性電解質……………………26
履歴現象………………………20
リン（P）……………………84
臨界ミセル濃度 ……………127
リン脂質………………………45

## る

ルチン ………………………149

## れ

レシチン………………………45
レスベラトロール …………149
レチノール……………………71
連続相…………………………124
レンチオニン ………………108
レンネット …………………125

## ろ

ロウ（ワックス）……………44
ローカストビーンガム………68

よくわかる食品学総論　　　　　　　定価はカバーに表示

2024 年 10 月 1 日　初版第 1 刷
2025 年 3 月 25 日　　　第 2 刷

編著者　谷　口　亜　樹　子

発行者　朝　倉　誠　造

発行所　株式会社　朝　倉　書　店

東京都新宿区新小川町6-29
郵 便 番 号　162-8707
電　話　03（3260）0141
Ｆ Ａ Ｘ　03（3260）0180
https://www.asakura.co.jp

〈検印省略〉

© 2024〈無断複写・転載を禁ず〉　　デジタルパブリッシングサービス

ISBN 978-4-254-61111-3　C 3077　　Printed in Japan

|JCOPY| ＜出版者著作権管理機構 委託出版物＞

本書の無断複写は著作権法上での例外を除き禁じられています．複写される場合は，
そのつど事前に，出版者著作権管理機構（電話 03-5244-5088, FAX 03-5244-5089,
e-mail: info@jcopy.or.jp）の許諾を得てください．

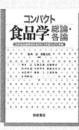
## コンパクト 食品学 —総論・各論—

青木 正・齋藤 文也 (編著)

B5 判／ 244 ページ　ISBN：978-4-254-61057-4　C3077　定価 3,960 円（本体 3,600 円＋税）

管理栄養士国試ガイドラインおよび食品標準成分表の内容に準拠。食品学の総論と各論の重点をこれ一冊で解説。〔内容〕人間と食品／食品の分類／食品の成分／食品の物性／食品の官能検査／食品の機能性／食品材料と特性／食品表示基準／他

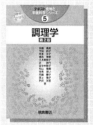
## テキスト食物と栄養科学シリーズ 5 調理学 第 2 版

渕上 倫子 (編著)

B5 判／ 180 ページ　ISBN：978-4-254-61650-7　C3377　定価 3,080 円（本体 2,800 円＋税）

基礎を押さえてわかりやすいロングセラー教科書の最新改訂版。〔内容〕食事計画論／食物の嗜好性とその評価／加熱・非加熱調理操作と調理器具／食品の調理特性／成分抽出素材の調理特性／嗜好飲料／これからの調理，食生活の行方／他

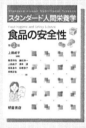
## スタンダード人間栄養学 食品の安全性 (第 2 版)

上田 成子 (編) ／桑原 祥浩・鎌田 洋一・澤井 淳・髙鳥 浩介・高橋 淳子・高橋 正弘 (著)

B5 判／ 168 ページ　ISBN：978-4-254-61063-5　C3077　定価 2,640 円（本体 2,400 円＋税）

食品の安全性に関する最新の情報を記載し，図表を多用して解説。管理栄養士国家試験ガイドライン準拠〔内容〕食品衛生と法規／食中毒／食品による感染症・寄生虫症／食品の変質／食品中の汚染物質／食品添加物／食品衛生管理／資料

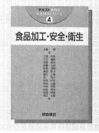
## テキスト食物と栄養科学シリーズ 4 食品加工・安全・衛生

大鶴 勝 (編)

B5 判／ 176 ページ　ISBN：978-4-254-61644-6　C3377　定価 3,080 円（本体 2,800 円＋税）

〔内容〕食品の規格／食料生産と栄養／食品流通・保存と栄養／食品衛生行政と法規／食中毒／食品による感染症・寄生虫症／食品中の汚染物質／食品の変質／食品添加物／食品の器具と容器包装／食品衛生管理／新しい食品の安全性問題／他

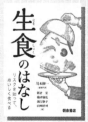
## 生食のはなし —リスクを知って、おいしく食べる—

川本 伸一 (編集代表) ／朝倉 宏・稲津 康弘・畑江 敬子・山﨑 浩司 (編)

A5 判／ 160 ページ　ISBN：978-4-254-43130-8　C3060　定価 2,970 円（本体 2,700 円＋税）

肉や魚などを加熱せずに食べる「生食」の文化や注意点をわかりやすく解説。調理現場や家庭で活用しやすいよう食材別に章立てし，実際の食中毒事例をまじえつつ危険性や対策を紹介。〔内容〕食文化の中の生食／肉類／魚介類／野菜・果実

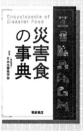
## 災害食の事典

一般社団法人 日本災害食学会 (監修)

A5 判／ 312 ページ　ISBN：978-4-254-61066-6　C3577　定価 7,150 円（本体 6,500 円＋税）

災害に備えた食品の備蓄や利用，栄養等に関する知見を幅広い観点から解説。供給・支援体制の整備，事例に基づく効果的な品目選定，高齢者など要配慮者への対応など，国・自治体・個人の各主体が平時に確認しておきたいテーマを網羅。

上記価格は 2025 年 2 月現在